Elvira Grudzielski

# Gesundheit von der Wiese

DEMMLER VERLAG

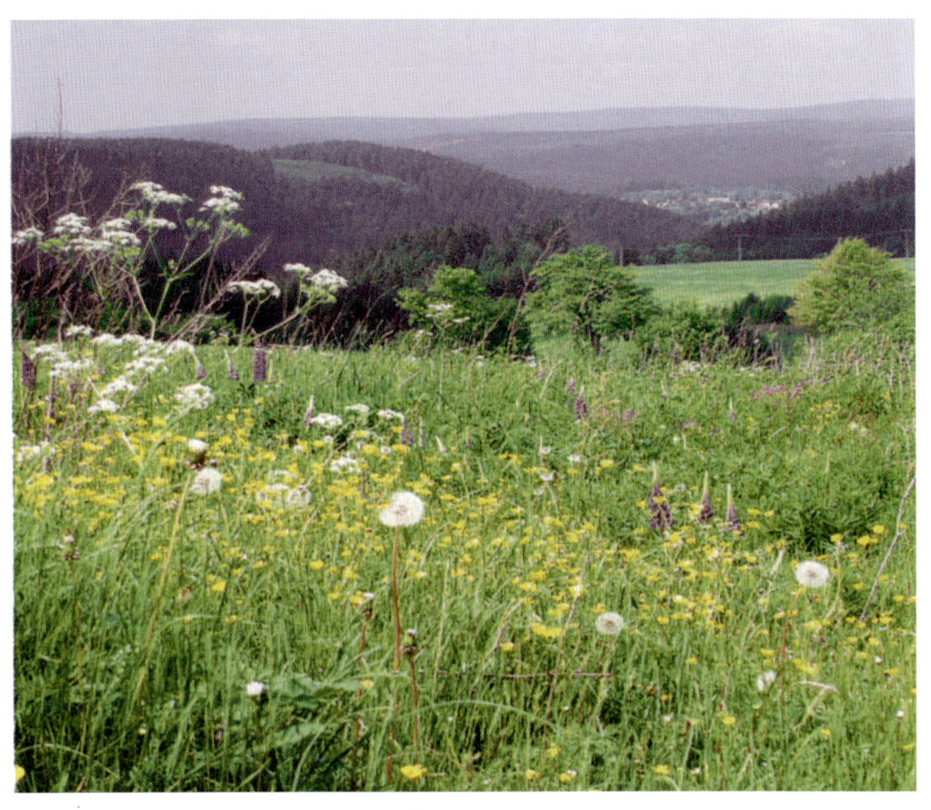

*„Wenn die Biene einmal von der Erde verschwindet,
hat der Mensch nur noch vier Jahre zu leben.
Keine Bienen mehr, keine Bestäubung mehr,
keine Pflanzen mehr, keine Tiere mehr, kein Mensch mehr.“*

*Albert Einstein*

Elvira Grudzielski

# Gesundheit von der Wiese

Kräuterschätze für Küche & Hausapotheke

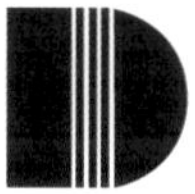

Titelfoto: „Blumenwiese“
Rücktitelfoto: „Wiesenstorchschnabel“
Elvira Liebmann Grudzielski
Alle anderen Fotos: Sirko Grudzielski und Elvira Liebmann Grudzielski

Alle in diesem Buch vorgestellten Kräuter, Heilmittel und Rezepturen sollten an Hand eigener Erfahrungen überprüft und mit medizinischen Fachleuten abgestimmt werden. Autorin und Verleger übernehmen keinerlei Haftung.

Meinen Eltern, Geschwistern und meinem Freundeskreis gewidmet.

**Impressum**


An der Bäderstraße 7c
18311 Ribnitz-Damgarten
Tel.: 03821 / 425514-0
Fax: 03821 / 425514-2
demmler-verlag@vggh.de
www.demmlerverlag.de



Grafische Gestaltung & Layout: Mareen Bartels
Druck und Verarbeitung: Print Best, Estland
4. Auflage 2024

ISBN 978-3-944102-59-7

## Inhalt

# Zum Geleit

Schon von frühester Kindheit an gehörten das der heutige Thüringer Kräuergarten/Olitätenland e. V., der Wald, die Felder und die Bergwiesen zu meinem Leben. Für uns Kinder war es ganz normal, im landwirtschaftlichen Alltag mitzuarbeiten. Nichts machte mehr Spaß, als während der Heuernten auf den Wiesen neben dem Mähen und Heuwenden in die getrockneten Heuhaufen zu hüpfen. Auf den Getreidefeldern haben wir in den Kornpuppen, die zum Trocknen aufgestellt waren, Verstecken gespielt und auf den abgelesenen Kartoffelfeldern sammelten wir aus den Furchen die übrig gebliebenen winzigen Kartöffelchen auf, um sie dann gegen Abend in einem kleinen Feuer aufgespießt an dünnen Stöcken zu rösten und sie dann mit Genuss zu verzehren.

Im Kreislauf der Natur suchten unsere Eltern oder die Großmutter mit uns Kindern Blaubeeren, Preiselbeeren, Himbeeren und Brombeeren zur Verarbeitung für den Wintervorrat. Gleichzeitig wurden auch die jährlichen heimischen Heilpflanzen für die Hausapotheke gesammelt, getrocknet und verarbeitet.

Spannend war für mich immer, wenn die Urgroßmutter von den Reisen meines Urgroßvaters Otto Liebmann erzählte, der als „Thüringer Buckelapotheker“ (Medizinmann) bis ins 19. Jahrhundert seine Olitäten (Thüringer Hausmittel) aus dem Thüringer Kräuterland verkaufte. Dabei führte ihn sein Strich (Route) im Frühjahr und im Herbst zur Kundschaft bis ins Oberbayrische auf manchen abgelegenen Bauernhof. Meine Urgroßmutter verschickte noch bis in die 60er Jahre ihre begehrten Thüringer Spezialitäten zur alt bekannten Kundschaft. Ihre Speisekammer stand voll mit Fläschchen und Flaschen, in denen sich die Elixiere für so manches Zipperlein aus ihrer Naturapotheke befanden.

Geprägt durch diese Eindrücke meiner Kindheit, die immer naturverbunden waren, ist es für mich seit vielen Jahren ein Vergnügen und eine Freude, mein überliefertes Kräuterwissen an interessierte Menschen in Workshops, Vorträgen und Publikationen weiterzugeben.

Heute liegt es ganz allein in Menschenhand, wie wir mit diesen wunderbaren Naturgaben umgehen, gleichzeitig aber auch die Natur schützen und ob wir es wagen, altes und neues Wissen über unsere Naturschätze zu entdecken und anzuwenden.

Die von unseren vorherigen Generationen überlieferten Kenntnisse über die Heilwirkungen der sogenannten wilden Pflanzen und Wiesenkräuter ist ein kostbarer Schatz. Den zu bewahren und wieder zu beleben und in der natürlichen Heilmedizin anzuwenden, ist auch die Zielrichtung des vorliegenden Buches.

Ich hoffe, liebe Leser, neben bereits Bekanntem auch so manches Neues zu vermitteln.

Elvira Grudzielski
Im Frühjahr 2012

# Naturreichtum Wiese – Quelle für Heilwirkung und gesunde Ernährung

Wiese ist nicht gleich Wiese – auch wenn für die Augen alle Flächen auf den ersten Blick grün aussehen. So hat eine Bergwiese zahlreiche Pflanzenarten, die man zum Beispiel auf kultivierten Grünflächen mitten im flachen Land, als Weide oder hinterm Haus, in einem Park oder auf anderen Grasflächen nicht vorfinden würde.

Auf einer einzigen Wiese werden niemals alle Arten von Wiesenpflanzen angesiedelt sein. Im Frühjahr aber gibt es für alle grünen Flächen eine Gemeinsamkeit: jede Wiese zeigt sich nach einem kalten langen Winter herausgeputzt in ihrem schönsten bunten Frühjahrskleid mit einer Vielzahl blühender Pflanzen.

Gesunde Wiesen sind für Mensch und Tier gleichermaßen in der Nahrungskette unerlässlich. Das Vieh kann sich auf der Weide seinen Speisezettel selbst zusammenstellen, wobei die Tiere vom Instinkt her genau wissen, was für sie an Futternahrung von Mutter Natur wichtig, richtig und nicht giftig ist.

Nicht nur, dass die Wiesen für alle eine Nahrungsquelle und mit vielen kulinarischen Besonderheiten ausgestattet sind, sie schenken uns darüber hinaus mit ihrem reichhaltigen Pflanzenangebot eine Fülle von heilenden Wildpflanzen aus der Gesundheitsapotheke der Natur.

Mit diesen vorhandenen Gaben und einem dazu gehörigen soliden Pflanzenwissen ausgestattet, kann sich jeder in dem großen Naturgarten bedienen und einen Teil seiner Nahrung selber zusammenstellen und Reserven für den eigenen Wintervorrat anlegen.

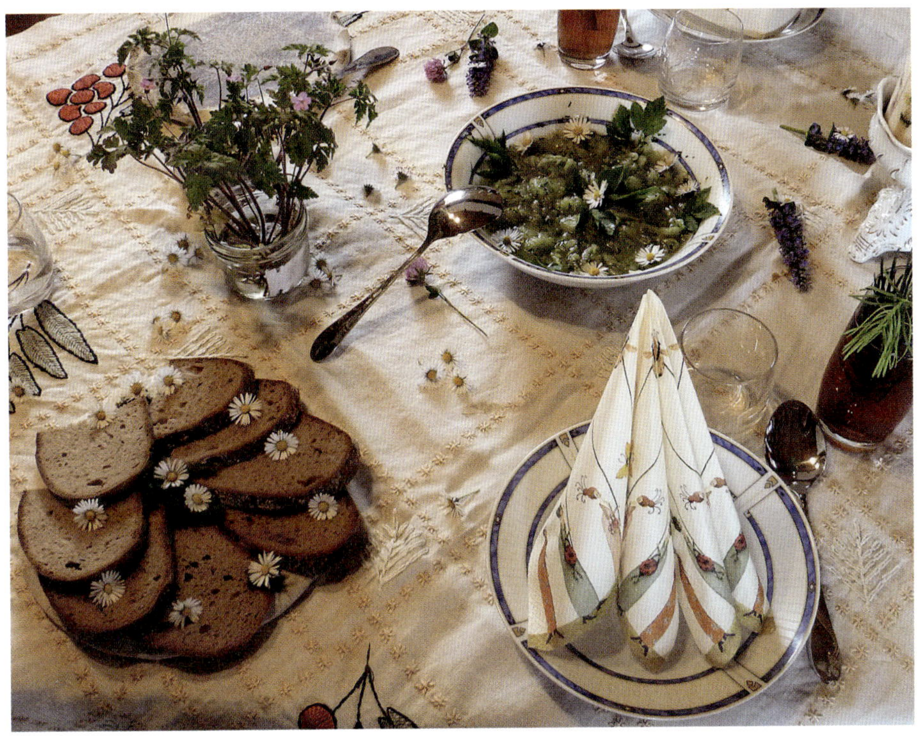

*Wiesenpflanzen – eine Bereicherung für unsere Küche*

Gleichzeitig erlaubt ein solides Pflanzen- und Kräuterwissen eine gewisse Unabhängigkeit gegenüber der durch die Medien gesteuerten Welt der Werbung und hilft frei zu entscheiden, was für jeden persönlich von dem Pflanzenreichtum der Natur genau das Richtige und Beste für die Gesundheit und als Ergänzung in seiner Nahrungskette ist.

In diesem Buch werden alphabetisch sortiert, 20 der wichtigsten und am häufigsten vorkommenden bekannten Wiesenpflanzen vorgestellt, die eine besondere Heilwirkung haben und für die Küche geeignet sind.

# Sammeln, Trocknen und Konservieren

Wer sich mit Wildkräutern beschäftigt, sie nutzt und anwendet, muss sich auch auf diesem Gebiet etwas besser auskennen. Da alle Pflanzen andere Merkmale und unterschiedliche Wirkungsweisen haben, ist es unbedingt erforderlich, sich ein gutes Kräuterwissen anzueignen, bevor man sich die Pflanzenvielfalt zu Nutze macht.

Zahlreiche Möglichkeiten, wie diverse Pflanzenführer oder das Internet, sind sehr gute Helfer, um das eigene Wissen zu überprüfen und zu erweitern.

Zum einen macht es unendlich viel Spaß und Freude, sich in der freien Natur zu bewegen und zum anderen einen Teil seiner Nahrung als Wildgemüse, Beeren oder Früchte zu sammeln und ebenfalls die heilenden Pflanzen für die eigene Hausapotheke zu suchen und je nach Region zusammenzustellen.

## Dabei sind folgende Regeln zu beachten:

Niemals Pflanzen an Straßenrändern suchen, die durch Autoabgase oder Schmutz verunreinigt sind oder auf Wiesen und Flächen, die chemisch gedüngt werden oder anders als verunreinigt gelten. Es gibt genügend Plätze, wo günstige und positive Voraussetzungen zum Sammeln gegeben sind, auch wenn man durch längere, ausgedehnte Spaziergänge erst einmal danach suchen muss.

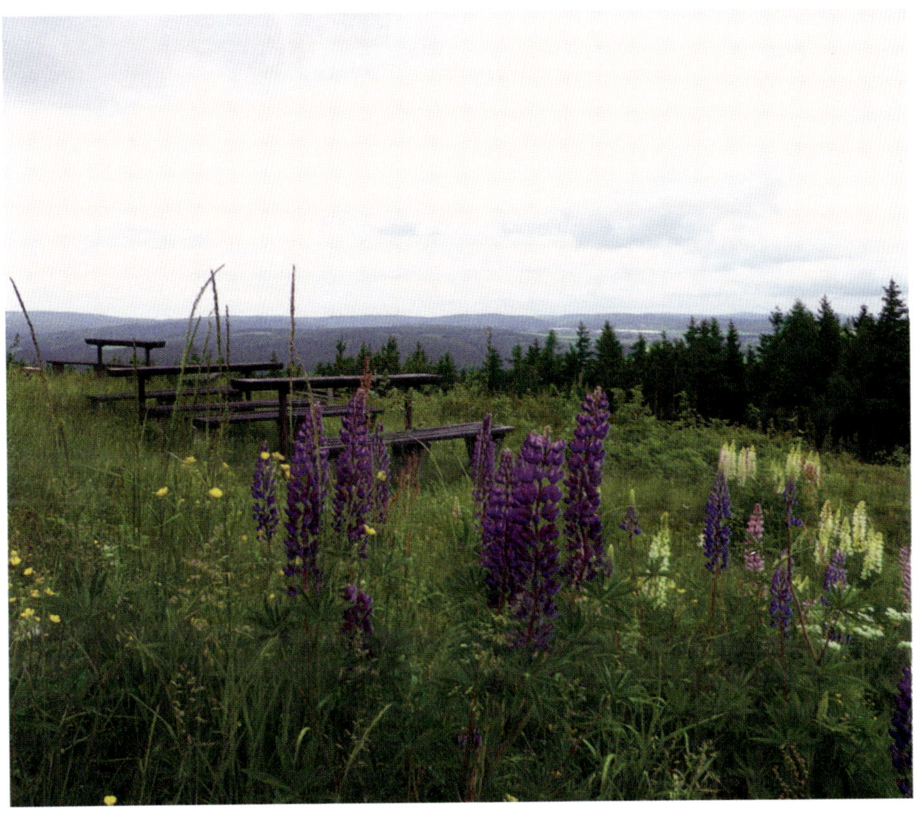

*Auf Spaziergängen in der Natur die Vielfalt der Wiesenpflanzen entdecken*

Wenn Wurzeln ausgegraben werden, dann immer nur so viele Stücke sammeln, wie man für den eigenen Bedarf benötigt und niemals die gesamte Wurzel ausgraben. Darüber hinaus sollte sich jeder vorher umfassend über das in seinem Land oder seiner Region geltende Naturschutz- und Landschaftspflegegesetz informieren. Besonders über jene Pflanzen, die auf der Roten Liste der gefährdeten Arten stehen, um sie nachhaltig zu schützen und für eine gesunde Weitervermehrung zu sorgen!

Gesammelt werden je nach Pflanzenart die Blüten, Blätter oder die gesamte Pflanze. Die Pflanzen dürfen nicht feucht oder regennass sein. Es werden nur gesunde Pflanzenteile gesammelt, die nicht angeschimmelt, angefault oder von Schädlingen befallen sind.

Gesucht werden die meisten Pflanzen am frühen Vor- oder am späten Nachmittag und nur bei trockenem Wetter.

Günstig wäre, beim Sammeln einen kleinen Handkorb oder Stoffbeutel zu benutzen und auf Plastikbeutel zu verzichten.
Da die Natur ihr Pflanzenangebot zu jeder Jahreszeit zur Verfügung stellt, ist es empfehlenswert, alle Wildpflanzen im Jahresverlauf für ein Jahr (Frühjahr, Sommer, Herbst) zu sammeln und aufzubewahren. Mit Beginn des neuen Jahres können dann alle frischen und gesunden Pflanzen erneut gesucht werden.

**Pflanzen konservieren:** Pflanzen können durch Einfrieren, durch Trocknen sowie durch Einlegen in Alkohol oder Öl konserviert werden.

Wildkräuter dürfen nicht gewaschen werden, da durch das Reinigen wertvolle Inhaltsstoffe verloren gehen. Die meisten Wildkräuter werden getrocknet und danach mit kochendem Wasser überbrüht, wodurch eventuelle Verunreinigungen beseitigt oder Bakterien zerstört werden. Gleiches gilt für die in Alkohol eingelegten Kräuter. Lediglich bei frischem Verzehr von Wildkräutern für Salate oder Brotbelage werden die Pflanzen unter kaltem Wasser abgespült, zum Abtropfen auf das Papier einer Küchenrolle gelegt, um sie danach frisch zu verarbeiten.

Wildkräuter sollten möglichst gleich frisch verarbeitet oder wenn es etwas später wird, dann im Kühlschrank gelagert werden.

**Pflanzen trocknen:** Blüten und Blätter können zusammen, aber auch getrennt getrocknet werden. Am besten auf einem mit Gaze bespannten Rahmen (immer wieder verwendbar) oder die Pflanzen auf sauberem Papier ausbreiten, welches Feuchtigkeit aufnimmt. Zum Trocknen der Kräuter eignet sich am besten ein warmer, luftiger und schattiger Ort. Auch die in Bündeln getrockneten Pflanzen werden nur an wind-, regen und sonnengeschützten Stellen (Dachböden, Balkone) zum Trocknen untergebracht.

Wenn man die getrockneten Pflanzen zwischen den Händen wie getrocknetes Gras/Heu zerreiben kann, dann ist der Trocknungsprozess abgeschlossen. Anschließend werden sie in verschraubbaren dunklen Gläsern oder Behältern aufbewahrt.

**Wurzelstücke trocknen:** Unter kaltem fließendem Wasser werden die Wurzelstücke mit einer Bürste gereinigt. Je nachdem, wie die Wurzel genutzt wird, fädelt man die einzelnen Wurzelstücke auf eine dünne Schnur und hängt sie zum Trocknen auf. Die andere Möglichkeit ist, die gereinigte Wurzel in kleine Scheiben oder Stücke zu zerschneiden und dann auf einem Blech im Backofen zwischen 30 °C und 40 °C und bei etwas geöffneter Tür zu trocknen, dabei die Stücke ab und zu drehen. Nach dem Trocknen werden die zerkleinerten Wurzelstücke bis zu ihrem Gebrauch in verschließbaren Gläsern/Dosen aufbewahrt. Benötigt man nur das Pulver der Wurzeln, reicht es immer, die nötige Menge bei Bedarf von der getrockneten Wurzel abzureiben.

# Teezubereitungen und Herstellung von Pflanzenölen

Sehr beliebt ist die Zubereitung von Tees aus Wiesenpflanzen. Aber auch hier ist so manches zu beachten, damit das Aroma und die Heilwirkungen optimal genutzt werden und nicht verloren gehen.

## Teezubereitung

### Abkochen

Man nimmt die entsprechende Menge kaltes Wasser, gibt seine Kräuter hinein, bringt es zum Kochen und lässt alles 5 bis 10 Minuten sieden. Oder man übergießt die Kräuter mit kochend heißem Wasser und lässt sie dann ziehen. Wurzelteile und Rinden werden bis zu 30 Minuten gekocht.

### Aufguss

Bei einem Aufguss werden die getrockneten Pflanzen überbrüht und müssen 10 bis 15 Minuten ziehen.

### Kaltauszug

Die Kräuter werden mit der entsprechenden Menge kaltem Wasser übergossen und bleiben 6 bis 8 oder 12 bis 24 Stunden stehen. Es kommt ganz darauf an, wie lange die einzelnen Wildkräuter ziehen müssen. Am nächsten Tag kann der Kaltauszug als Tee trinkgerecht erwärmt und angewendet werden.

Für die Zubereitung von Tees sollte man nie Metallgefäße verwenden. Porzellan, Glas oder Steingut sind die idealen Behältnisse.

Damit die ätherischen Öle, die beim Aufbrühen oder Kochen freigesetzt werden, sich nicht verflüchtigen, müssen alle Tees immer abgedeckt sein, um so einen höchstmöglichen gesundheitlichen Nutzen der Pflanzen zu erhalten.

## Pflanzenöle

Aus Wiesenpflanzen können heilende Öle für den Hausgebrauch hergestellt werden. Dies ist ganz simpel. Man benötigt dazu ein gutes kaltgepresstes Öl (Olivenöl oder ähnliches). Je nach Menge (Rezept) der verwendeten Kräuter, werden leere, gesäuberte Gläser oder Flaschen zum Verschließen verwendet. In die Gefäße gibt man seine gesammelten Wiesenkräuter, übergießt diese bis kurz vor den Rand mit dem ausgesuchten Öl, verschließt das Gefäß und lässt alles in der warmen Küche oder auf der Fensterbank in der Sonne 4 bis 6 Wochen stehen. Danach wird das selbst hergestellte Heilöl am besten auf mehrere Flaschen/Gläser verteilt und an einem kühlen dunklen Platz gelagert, damit es bis zum Gebrauch nicht ranzig wird. Es wird immer nur so viel für den Eigenbedarf hergestellt, wie man bis zum nächsten Jahr benötigt.

Im Folgenden werden die einzelnen Wiesenpflanzen, ihr Vorkommen, die Sammelzeit, die Inhaltsstoffe sowie die möglichen Heilanwendungen und einige Rezepte vorgestellt.

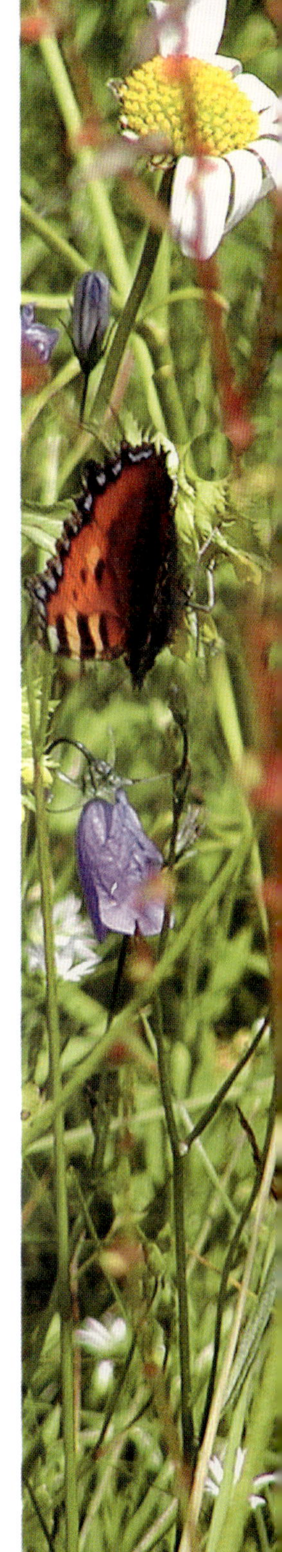

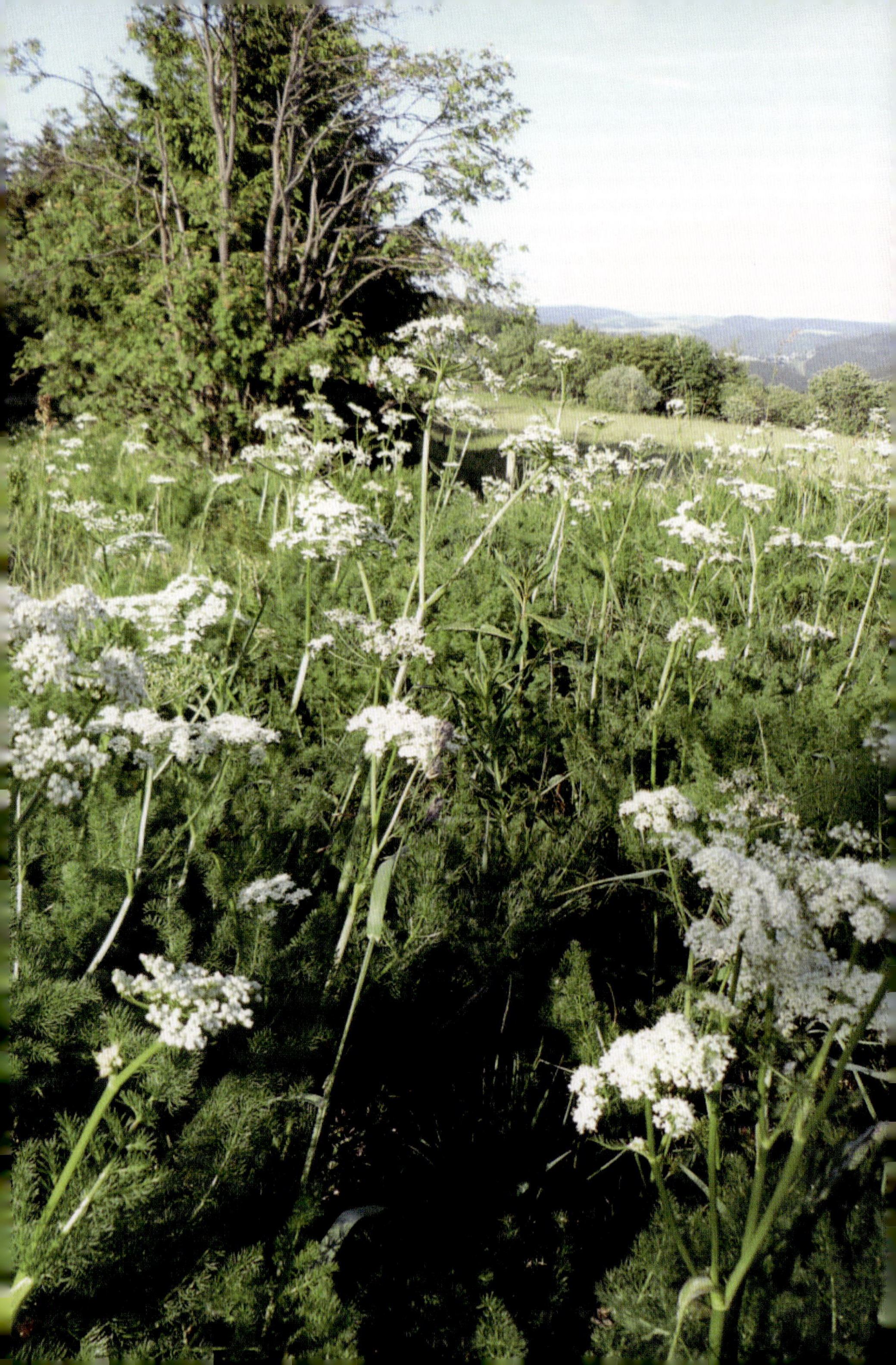

# Wiesenpflanzen für Küche und Hausapotheke

## Bärwurz *(Meum athamanticum)*

**Vorkommen:** in allen Gebieten des Thüringer Waldes, im Harz, Erzgebirge und in Bayern auf Bergwiesen und Weiden
**Blüte:** Mai bis August
**Sammelzeit:** Mai bis Oktober
**Verwendete Pflanzenteile – frisch und getrocknet:** Frisches Kraut vor oder nach der Blüte, Wurzel im Frühjahr vor der Blüte oder im Herbst
**Wichtige Inhaltsstoffe:** Harz, Wachs, ätherische Öle, Gummi, Stärke, Monoterpen, Zucker, Pektin

### Hausapotheke

In der Volksheilkunde wird der Bärwurz vorwiegend als verdauungsförderndes Mittel und als Appetitanreger eingesetzt. Durch seine Inhaltsstoffe behebt er Sodbrennen, das Völlegefühl und sorgt gleichermaßen für eine sehr gute Verdauung. Bei Hildegard von Bingen wurde die Wurzel als Pulver zerstoßen bei Leber- und Gichtbeschwerden verwendet. Die Bärwurzel bekam ihren Namen abgeleitet von dem Wort „gebären" und wurde zur Erleichterung bei der Geburt verwendet. Bei unregelmäßiger Menstruation, Blasen- und Nierenleiden und zur Herzstärkung kann der Bärwurz ein natürlicher Helfer sein. Selbst für die Manneskraft sorgt laut Volksglauben und Heilkunde der Bärwurz. Wegen seines Wurzelgebildes, welches angeblich dem männlichen Hoden ähnlich sieht, sagt man dieser Wurzel eine potenzfördernde Wirkung nach. So wurde und wird unter vorgehaltener Hand nach wie vor für den Hausgebrauch ein Bärwurzelixier hergestellt, welches mit zusätzlichen stimulierenden Kräutern noch ergänzt werden kann.

**Bärwurz zur Verdauung**

Im zeitigen Frühjahr oder Spätherbst wird ein daumengroßes Wurzelstück vom Bärwurz gesucht, welches unter kaltem, fließendem Wasser von den kleinen Verästelungen befreit und gereinigt wird. Die saubere Wurzel wird in eine 0,7 l Flasche mit 40%igem Schnaps (Klarer) gegeben. Wer es süßer mag, gibt noch etwas Zucker hinzu. Die Flasche bleibt dann 6 Wochen verschlossen an einem warmen Fensterplatz stehen. Nach dieser Zeit kann man einen wohltuenden Bärwurzschnaps sein Eigen nennen.

## Küchenschatz

**Bärwurz-Brotbelag**

Im Frühjahr, wenn das erste saftige Grün des Bärwurz sich mit aller Kraft durch den Boden der Bergwiesen schiebt, ist er relativ leicht zu finden. In der Blüte verrät der intensive, aber angenehme Geruch in der Nase beim Wandern die Bärwurzplätze. Das Sammeln des frischen zarten Krautes macht richtig Vergnügen. Das gesammelte Bärwurzkraut wird winzig klein geschnitten auf frisches Butter- oder Quarkbrot gestreut. Eine gesunde Köstlichkeit!

**Bärwurz zum Einfrieren**

Als fertige zubereitete Kräuter- oder Quarkbutter, vielleicht noch mit anderen Kräutern gemischt, lässt sich Bärwurz sehr gut einfrieren.

## Bärwurz zum Würzen

Früher, in Zeiten der Klosterküchen oder bei den armen Leuten zu Hause, wurde Bärwurz zum Würzen von Speisen verwendet.

Für frische Salate jeder Art kann das Bärwurzkraut – in manchen Regionen auch Bärenfenchel genannt – ganz fein geschnitten unter den Salat gemischt werden, welches den Gerichten eine besondere aromatische Note verleiht.

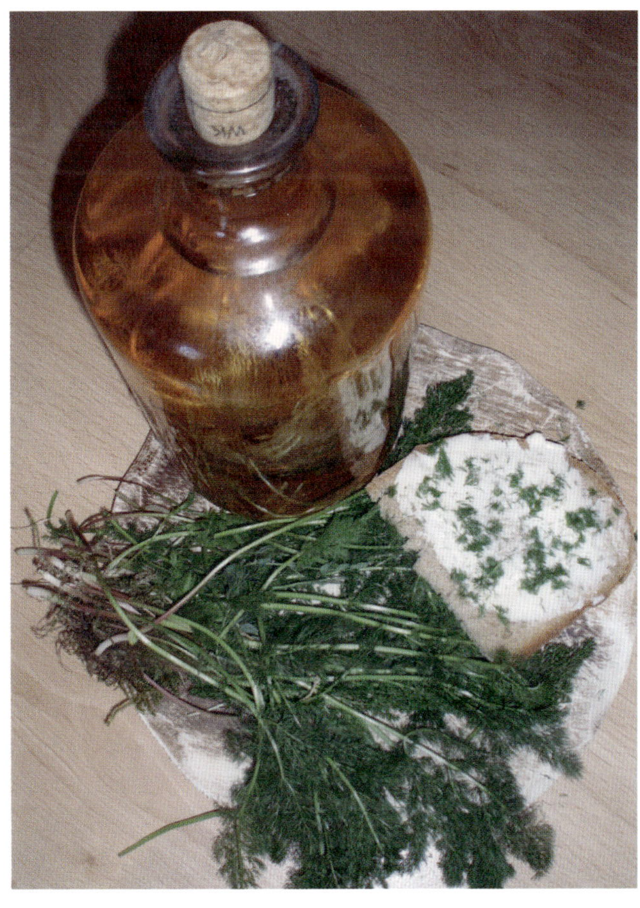

*Butterbrot mit Bärwurzkraut*

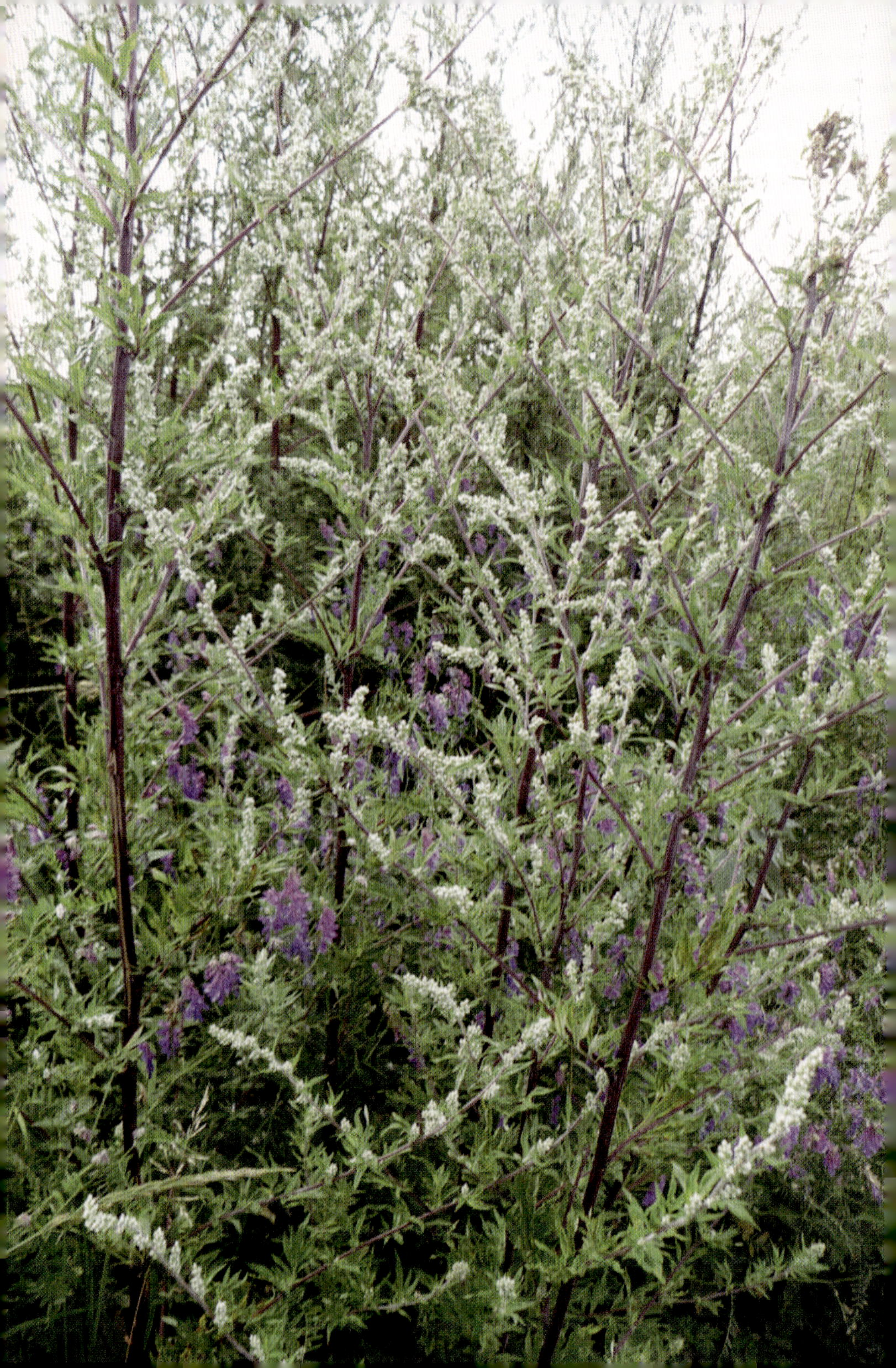

# Beifuß *(Artemisia vulgaris)*

Anderenorts auch Wilder Wermut genannt.

**Vorkommen:** Wiesen, Weg- und Waldränder, verödete Flächen an alten Häusern und in nicht kultivierten Gärten
**Blüte:** Juli bis September
**Sammelzeit:** Juli bis September
**Verwendete Pflanzenteile – zum Trocknen:** Die ganze Pflanze kurz vor den geöffneten Blütenknospen mit Blättern ohne Wurzel. Auf eine Länge (ganz individuell) bis zu 60 cm abschneiden und in kleinen Bündeln trocknen.
**Wichtige Inhaltsstoffe:** Kampfer, Vulgarin, Cineol, Thujon, Flavonoide, Triterpene, Carotiniode, ätherische Öle, Aesculetin

## Hausapotheke

Beifuß ist für die meisten nur als Küchengewürz für diverse Soßen bekannt. Seine heilenden Kräfte wirken bei Erkrankungen im Magen- und Darmtrakt, Koliken, Durchfall und Verdauungsschwäche. Auf das Nervensystem wirkt er beruhigend und sorgt generell für eine gute Durchblutung. Beifuß verbessert die Magensaft- und Gallensekretion. Bei unregelmäßiger Periode und Menstruationsstörungen bringt er alles wieder ins Gleichgewicht. Durch Untersuchungen ist belegt, dass der Beifuß ca. 60 verschiedene Wirkstoffe aufweisen kann. Also ein richtiges Powerkraut. Nur in der Schwangerschaft und beim Stillen darf er nicht verwendet werden, weil er eine abtreibende Wirkung hat! Übrigens wurde nach neuesten wissenschaftlichen Studien festgestellt, dass der ein-

jährige Beifuß bei Malaria in Form von Tee erfolgreich verwendet wird. Leider gibt es noch keine genaueren Aussagen darüber, da sich die Wissenschaft über die Wirkung des Beifuß bei Malaria noch nicht einig ist und weiter systematisch auf diesem Gebiet forscht.
Durch seinen starken aromatischen Duft ist der Beifuß auch ein beliebtes Räucherkraut. Da er in Deutschland weit verbreitet ist und an den verschiedensten Orten wächst, lässt er sich leicht sammeln.

### Achtung!

Nicht zu verwechseln mit der Ambrosiapflanze, die vor der Blüte dem Beifuß sehr ähnlich sieht, aber extrem gesundheitsgefährdend ist. Durch die Pollen werden starke Allergien verursacht. Die Ambrosia vermehrt sich sehr schnell in Deutschland. Ursprünglich kommt sie aus Nordamerika und wurde über das handelsübliche Vogelfutter verbreitet. In vielen Ländern der EU besteht beim Auffinden sogar eine Meldepflicht! Menschen, die also nicht ganz so kräuterkundig sind, müssen sich deshalb genauestens über die Wildkräuter, die sie suchen, informieren.

### Beifuß-Tee

Bei Bedarf einen Teelöffel getrockneten Beifuß in einer großen Tasse mit kochendem Wasser übergießen, abgedeckt 10 Minuten ziehen lassen und 1- bis 2-mal täglich eine Tasse vor dem Essen schluckweise zwei bis drei Wochen lang trinken.

### Beifuß-Fußbad

Für müde, schwere und geschwollene Füße ist ein Beifußbad genau richtig. Dazu nimmt man einen Esslöffel getrocknetes Kraut auf eine große Tasse, übergießt es mit kochendem Wasser und lässt alles abgedeckt 10 Minuten ziehen. Anschließend schüttet man den Inhalt fürs Fußbad in das Wasser (warm oder kühl – jeder, wie er es verträgt) und ihre Füße werden es Ihnen danken.



### Beifuß-Öl

Eine andere Möglichkeit zur Anwendung bei schmerzhaften Füßen ist Beifuß-Öl. Es lässt sich mit einfachen Mitteln herstellen.

Dazu braucht man ein leeres, sauberes Marmeladenglas mit Schraubverschluss, füllt es halbvoll mit getrocknetem oder frischem Beifuß, übergießt diesen mit einem guten kaltgepressten Öl. Das verschlossene Glas lässt man am Küchenfenster in der Sonne 4 Wochen stehen. Danach hat man ein gutes, beruhigendes und entspannendes Fußmassageöl.

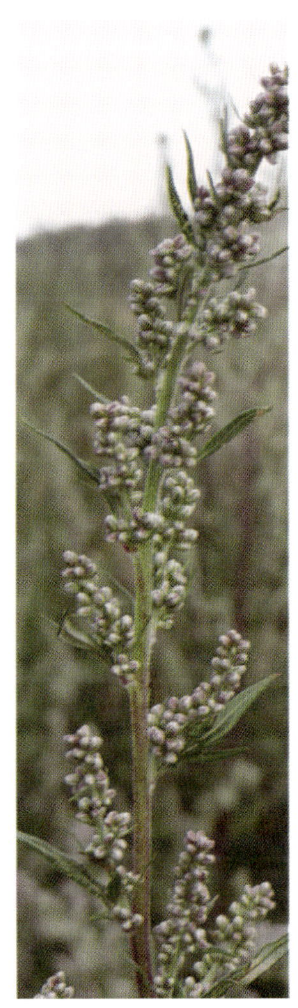

### Beifuß zum Räuchern

Wird Beifuß geräuchert, löst sein intensiver, aber angenehmer Geruch innere Blockaden, wirkt positiv und entspannend auf das gesamte Nervensystem und bringt das organische und seelische Gleichgewicht wieder in die richtige Bahn. Der Beifuß wird heute noch besonders in ländlichen Gegenden zu Räucherritualen verwendet. Er soll Böses vertreiben und alles Gute beschützen.

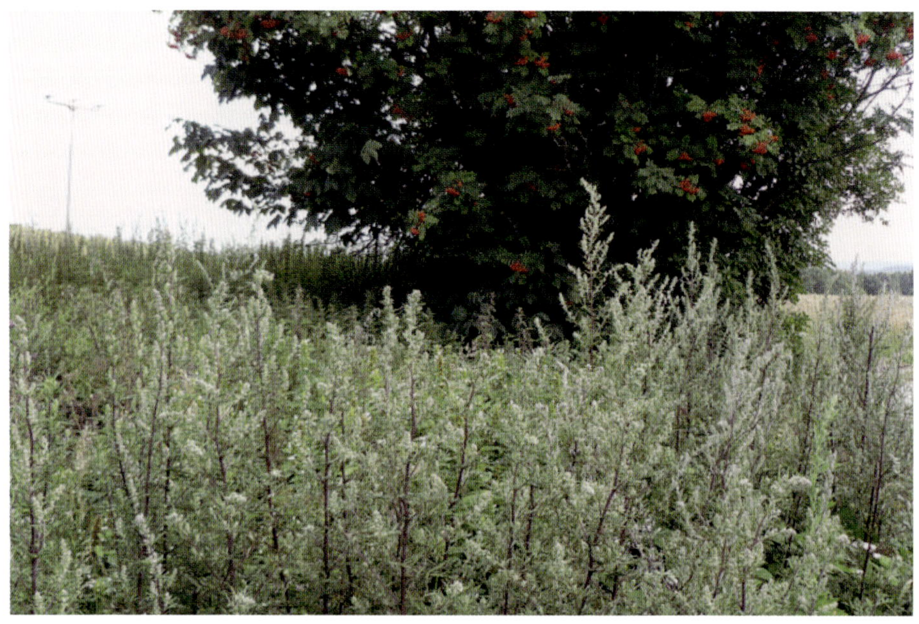

*Beifußvorkommen auf einer Wiese* **Bild rechts:** *Beifuß am Wegesrand*

## Küchenschatz

Bekannt ist Beifuß in der Küche wegen seines aromatischen Geschmacks für das Würzen verschiedener Fleischgerichte. Ein leckerer Gänse- oder Entenbraten ohne Beifußgewürz ist sicher unter den Köchen schwer vorstellbar. Genauso wird er bei vielen Schweine-, Wild- und Lammgerichten zur besseren Fettverdauung in der Küche verwendet. Dabei werden zwei bis drei kleine getrocknete Rispen Beifuß in die Soße gelegt und kurz mitgekocht. Nicht zu viel Beifuß verwenden, weil er sonst einen bitteren Geschmack hinterlässt. Wer aber die kleinen Blüten nicht in der Soße mag, kann die Beifußzweige in etwas Folie wickeln und in diese mit einer Gabel kleine Löcher stechen, so dass die Soße in die Folie laufen kann und das Kraut sein Aroma frei gibt.

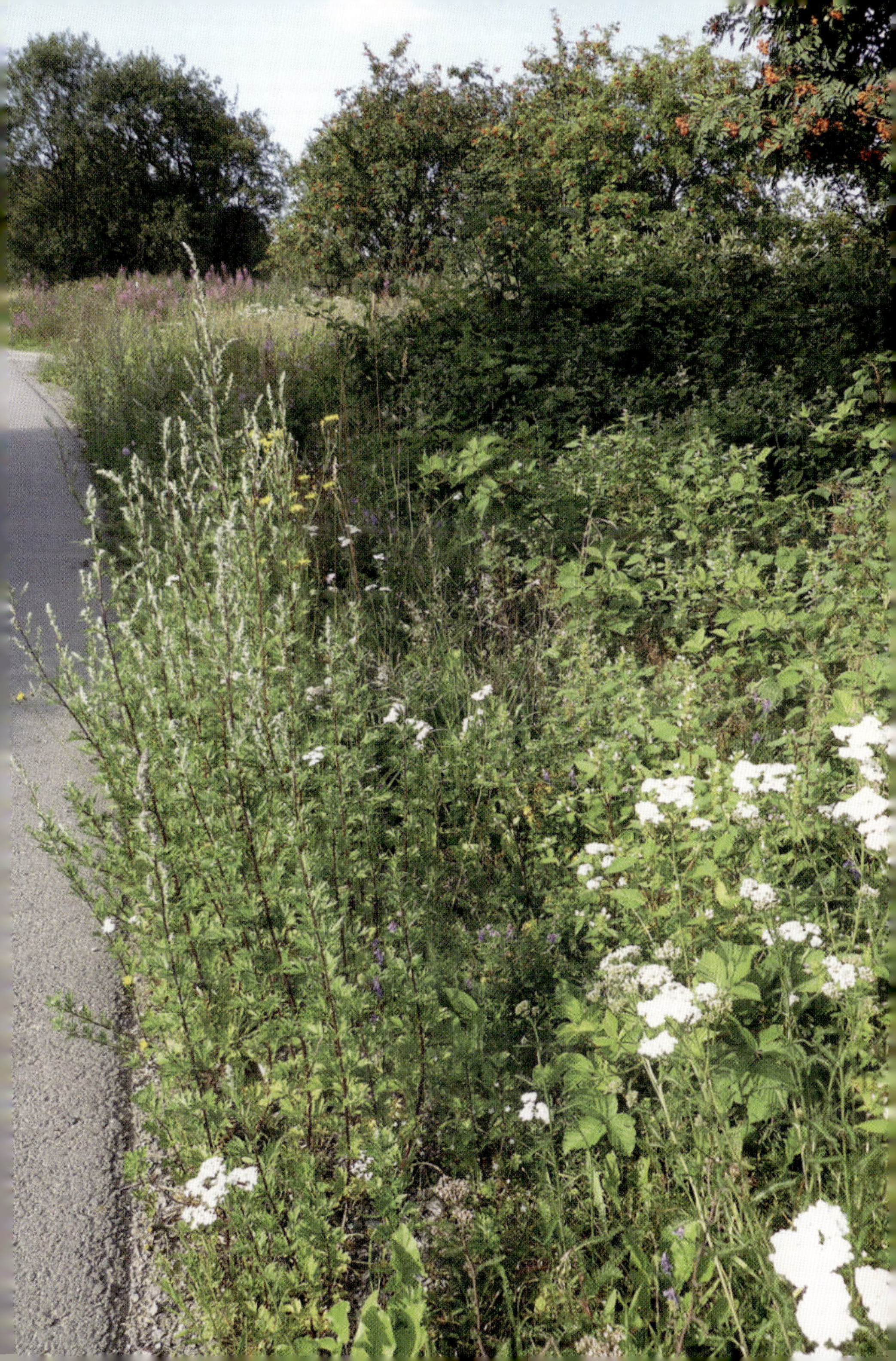

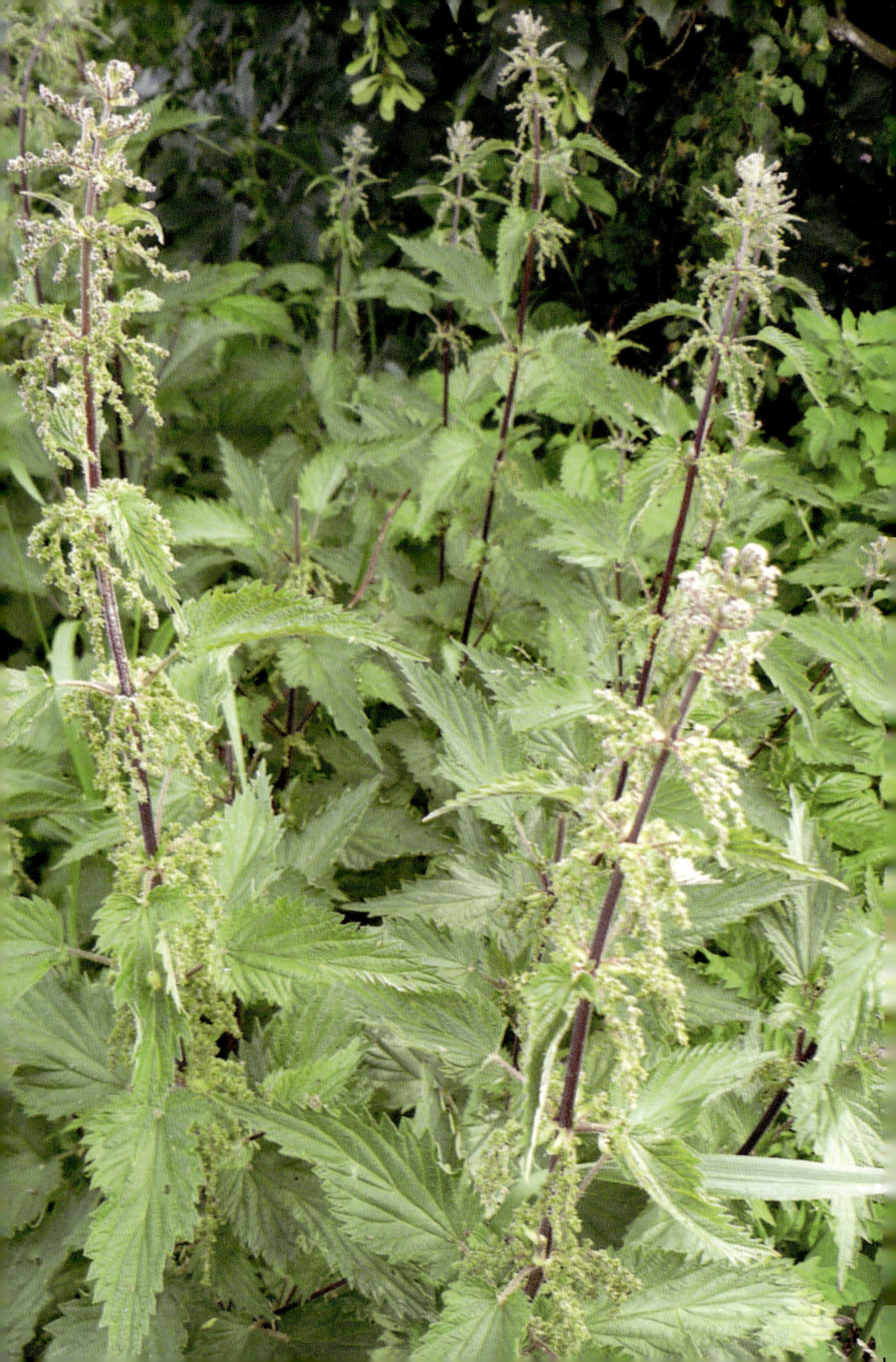

# Brennessel *(Urtica dioica)*

**Vorkommen:** Rasenflächen, Gärten, Wegränder, Waldwiesen, auf verwilderten Grünflächen, an Hecken
**Blüte:** Mai bis Juli
**Sammelzeit:** Mai bis September.
**Verwendete Pflanzenteile – frisch und getrocknet:** alle jungen Blätter und Blütenknospen
**Wichtige Inhaltsstoffe:** Kohlenhydrate, Natrium, Magnesium, Calcium, Kalium, Eisen, Vitamin C, Vitamin A, Eiweiß

## Hausapotheke

Die Brennnessel ist die Königin unter allen bekannten Heilpflanzen. Sie besitzt viele zur Gesundung wirkende und heilende Inhaltsstoffe, die auf den gesamten Organismus optimalen Einfluss nehmen. Die Kräfte der Brennnessel unterstützen den Körper bei einer Entgiftung, wirken blutreinigend und entschlackend. So wird die Heilpflanze bei Frühjahrsmüdigkeit, Hautentzündungen, Ekzemen, Rheuma, Gelenkablagerungen, Hämorrhoiden und Durchfall verwendet.
Die heutige Wissenschaft wendet sich immer mehr dem alten Heilpflanzenwissen zu. Es wurde in mehreren Studien nachgewiesen, dass die Kraft der Brennnesselwurzel als Extrakt verwendet, einen positiv wirkenden Verlauf auf das männliche Hormonsystem hat und mit dazu beiträgt, eine gutartige Vergrößerung der Prostata zu verkleinern. Zu diesem Thema sollte man aber immer eine Beratung mit einem Apotheker, Haus- oder Facharzt in Betracht ziehen.

### Brennnessel-Tee

Für einen Brennnesseltee werden die jungen Blätter gesammelt und getrocknet. Auf eine normale Tasse wird ein Esslöffel getrocknete Brennnesseln empfohlen. Man sollte täglich 3–4 normale Tassen über einen Zeitraum von vier Wochen trinken. Natürlich kann man über den Sommer bei Bedarf ebenfalls frische Brennnesseln verwenden. Rheuma- oder Gichtgeplagte, die mit diesen Krankheitssymptomen im Anfangsstadium sind, können durch den täglichen Genuss einer Tasse Brennnesseltee diese Krankheiten in ihrem stärkeren Verlauf verzögern oder sogar zum Stillstand bringen.

## Küchenschatz

### Brennnesselsuppe

Heute zählt die Brennnesselsuppe zu den besonderen Delikatessen in der Feinschmeckerküche, früher war sie ein Armeleuteessen. Die Brennnesselsuppe wird wie eine Kartoffelsuppe zubereitet. Gute mehlhaltige Kartoffeln werden geschält, gekocht, mit Salz und Pfeffer gewürzt und mit einer kleinen Brotrinde verfeinert. Später werden die weich gekochten Kartoffeln im Topf verquirlt oder zerquetscht. Zum Schluss gibt man Speck hinzu, der in kleine Würfel geschnitten und in einer Pfanne ausgebraten wurde. Wer möchte, kann das Ganze auch noch mit etwas Majoran und Petersilie verfeinern. Wer es liebt, kann ebenfalls einen Hauch von Knoblauch in die Suppe geben. Für drei Liter Suppe benötigt man zwei Hände voll frische und junge Brennnesselblätter. Zum Schluss werden diese unter fließendem kaltem Wasser gereinigt, winzig klein geschnitten und in die kochende Suppe gegeben. Die fertige Brennnesselsuppe sollte noch zwei Minuten aufkochen und etwas ziehen. Anschließend kann sie je nach Appetit als Hauptgericht oder Vorsuppe serviert werden.

### Brennnesselsamen

Hätten sie gewusst, dass man den frischen Brennnesselsamen zum Beispiel auf einer Scheibe Brot mit einem Kräuterbutterbelag oder wer es liebt, nur Butter, überstreuen kann? Der Samen schmeckt etwas nussig und wer sich jeden Tag so ein bisschen Natur gönnt, kann ganz nebenbei seinen Haarwuchs fördern. Eine Handvoll frische Brennnesselsamen, zur Ergänzung in frische Salate jeglicher Art, bereichert und ist gesund.

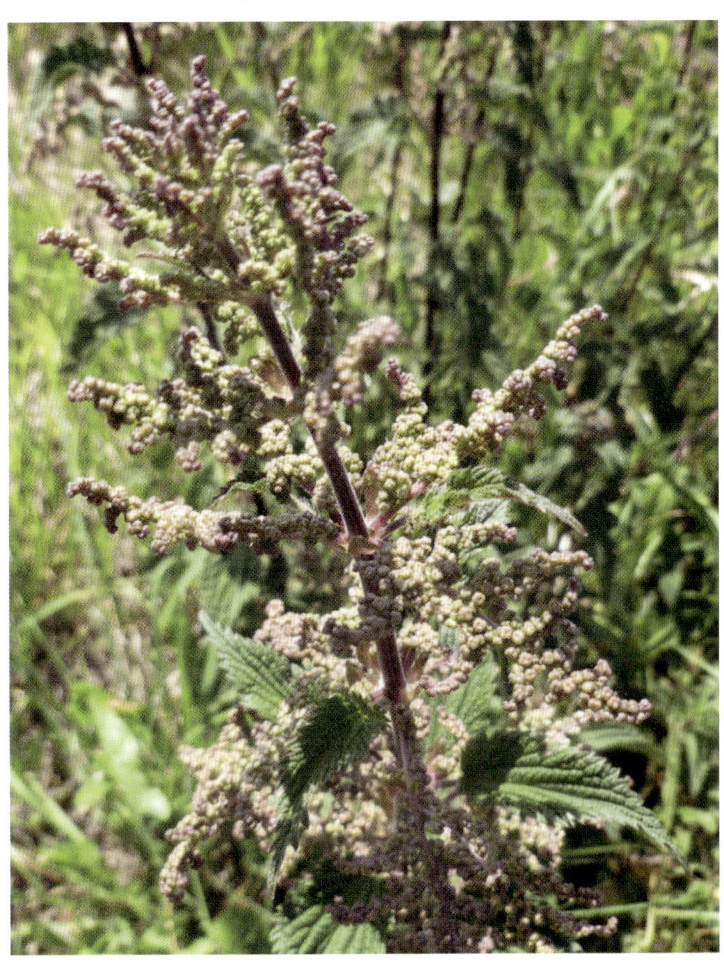

*Brennessel in der Blüte*

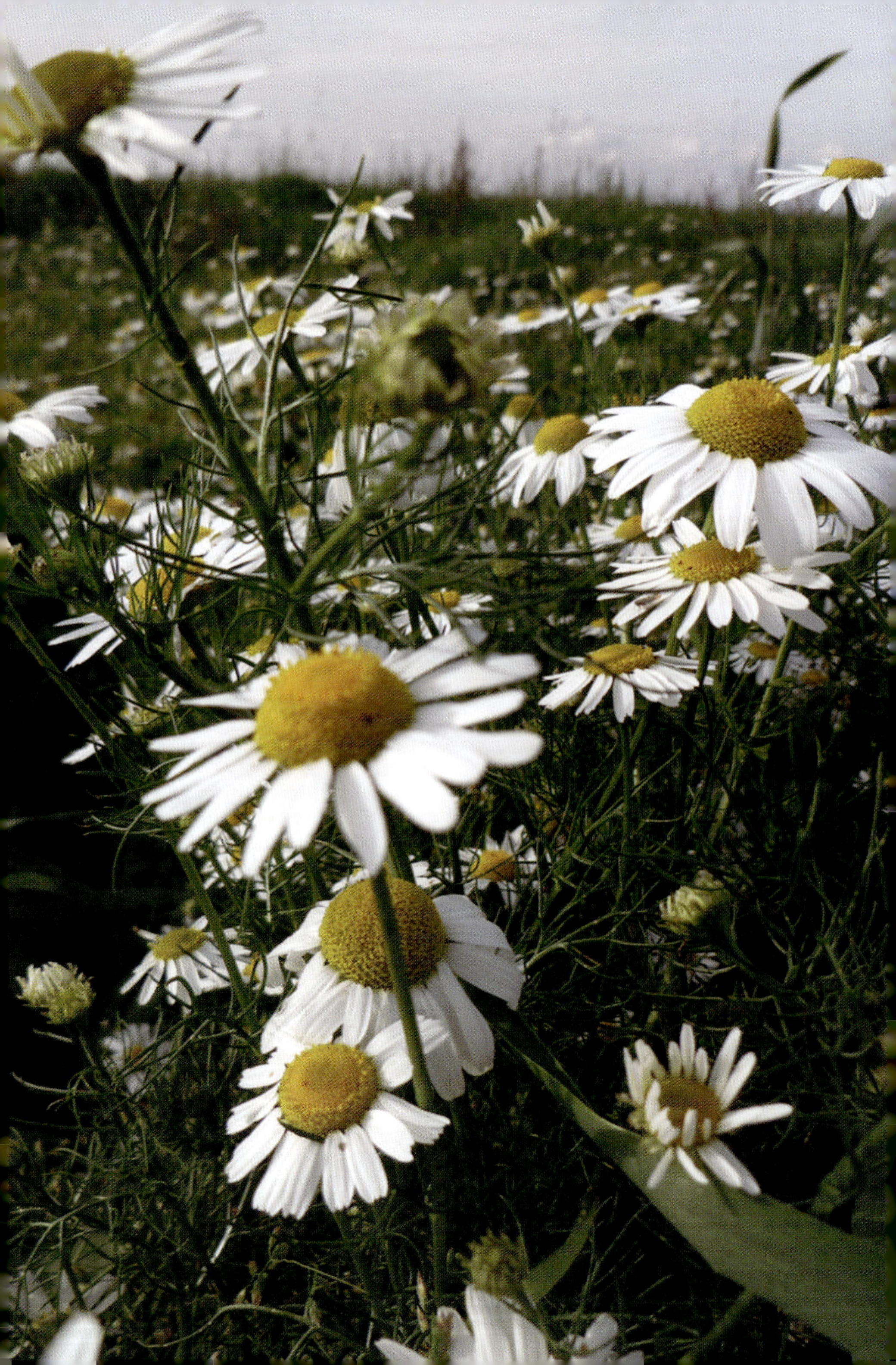

# Echte Kamille *(Matricaria recutita)*

Auch als Feldkamille bekannt.

**Vorkommen:** Getreidefelder, Äcker, magere Böden, Bahndämme, Waldwiesen
**Blüte:** Mai bis August
**Sammelzeit:** Juni bis August
**Verwendete Pflanzenteile – frisch und getrocknet:** die gesamte Blüte
**Wichtige Inhaltsstoffe:** Harz, Bitterstoffe, Gerbstoffe, Gerbsäure, ätherische Öle, Salizylsäure, Azulen, Cumarin, Chamazulen, Oleanolsäure, Werg, Schwefel, Salicylate, Herniarin, Farnesol

## Hausapotheke

Keine andere Pflanze der Volksmedizin ist so umfangreich beschrieben worden, wie die Kamille. Die Kamille ist eine der bekanntesten und ältesten Heilpflanzen. Sie ist eine kinderfreundliche Pflanze, die gerne vom Kleinkindalter bis zum Erwachsenwerden verwendet wird. Ihre heilenden Kräfte wirken entzündungshemmend auf alle Organe. Die Kamille wirkt krampflösend, antibakteriell und schmerzlindernd. Durch ein breites Spektrum von wichtigen Inhaltsstoffen ist ihr Anwendungsbereich breit gefächert. Verwendet wird sie für Waschungen von Wunden, bei Hämorrhoiden, Furunkeln, Akne, Hautentzündungen und Geschwüren. Zum Inhalieren wirkt sie unterstützend bei Ohrenschmerzen, Schnupfen, Stirnhöhlenentzündung, Heiserkeit, Bronchitis und Husten.

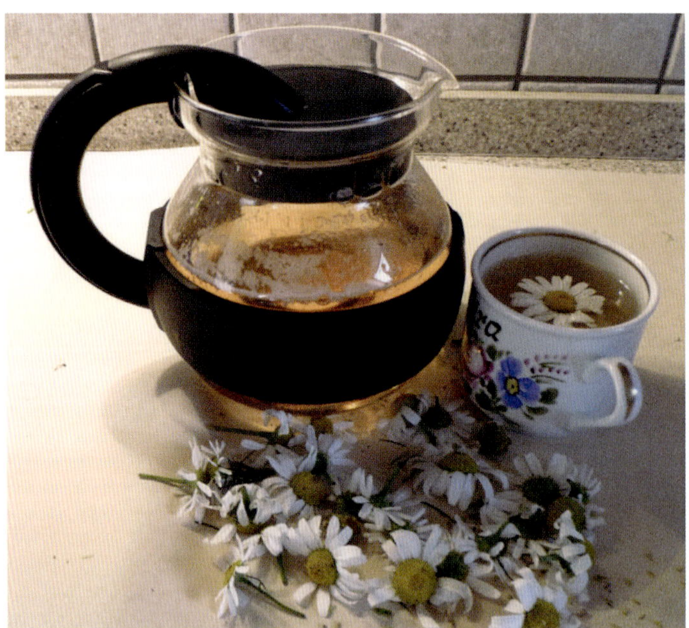

*Frisch gebrühter Kamillentee*

## Kamillen-Tee

Kamillentee kann einen nervösen Magen wieder beruhigen und hilft optimal gegen Magenschmerzen, Magendrücken, Darmkrämpfe, Koliken, Blähungen, Durchfall, Blasenkatarrh, Grippe und Erkältung. Bei Bedarf 2 Teelöffel Kamillenblüten auf eine große Tasse heiß übergießen, 10 Minuten ziehen lassen und täglich 3 Tassen trinken.

## Kamille zum Inhalieren

2 Esslöffel Kamillenblüten auf 1 Liter Wasser in einem größeren Topf kurz aufkochen und dann ziehen lassen, bis der Sud etwas abgekühlt ist. Den Topf stellt man anschließend auf einen Tisch und hält sitzend den Kopf über den Kamillensud.

Der Kopf wird unter einem großen Handtuch versteckt. Dann werden die Kamillendämpfe so heiß wie es jeder für sich verträgt (bei Kindern nie so heiß wie bei Erwachsenen) ca. 5-10 Minuten mit tiefem Einatmen durch Mund und Nase inhaliert. Die ätherischen Öle der Kamille wirken auf Organe entzündungshemmend, beruhigend, sorgen für eine Besserung der Atemwege und lassen bei einer Erkältung richtig schwitzen.

### Kamillensäckchen

Viele Kleinkinder haben oft erhebliche Probleme mit Ohren-Entzündungen, auch Mittelohrentzündung. Oftmals hilft zur ersten Linderung das altbewährte Ohrensäckchen. Gefüllt wird ein handgroßes Leinen- oder Baumwollsäckchen mit getrockneten Kamillenblüten. Bei Bedarf wird das Säckchen auf einem Ofen (Heizung) richtig erwärmt. Dann wird das Kamillensäckchen auf das Ohr gelegt oder mit einem Tuch darüber gebunden. Durch die Wärme werden die ätherischen Öle freigesetzt. Diese wirken sehr beruhigend und nehmen den starken Schmerz. Auch auf andere schmerzende Körperstellen kann man zur Schmerzlinderung ein Kamillensäckchen legen.

### Kamillenwaschungen

Bei äußerlich schlecht heilenden Wunden können Waschungen mit einem Kamillensud durchgeführt werden, da Kamille desinfizierend und schmerzlindernd wirkt.

### Kamillensitzbäder

Wer sich mit Unterleibsschmerzen wegen starker Krämpfe bei Regelblutungen plagen muss oder öfters Weißfluss hat, für den sind Kamillensitzbäder empfehlenswert. Schmerzende Blasen- und Scheidenentzündungen können außer mit Medikamenten ebenfalls mit Kamillensitzbädern wohltuend gelindert werden.

### Kamillensud für Haare

Wer blondes Haar hat, kann es durch einen Kamillensud auf natürliche Weise aufhellen oder auffrischen. Dazu kocht man einen normalen Kamillentee mit getrockneten oder auch frischen Blüten. Man lässt den Tee 15 Minuten ziehen, gibt noch einen Spritzer Zitrone dazu und spült nach der Haarwäsche seine Haare mit dem Kamillen-Zitronensud ab.

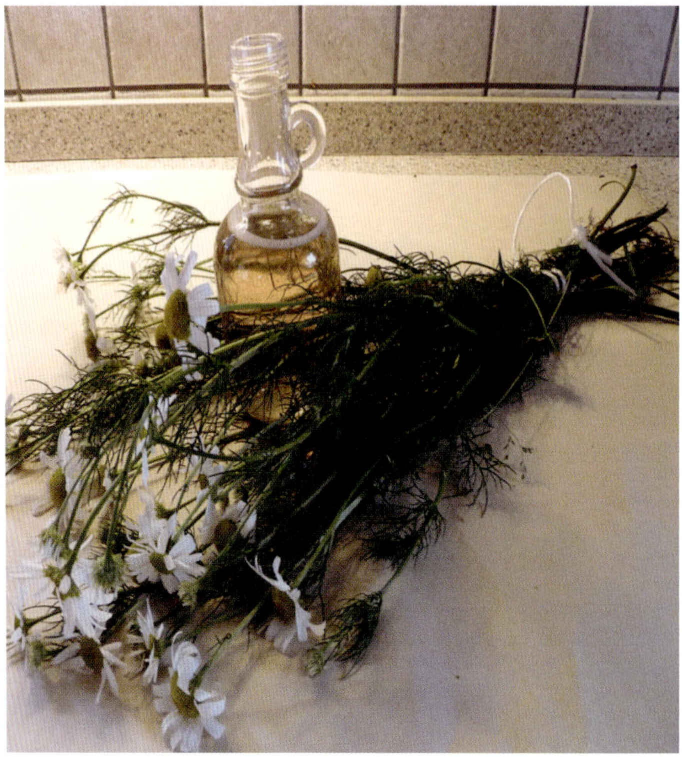

*Natürliche Haarpflege: Kamillensud*

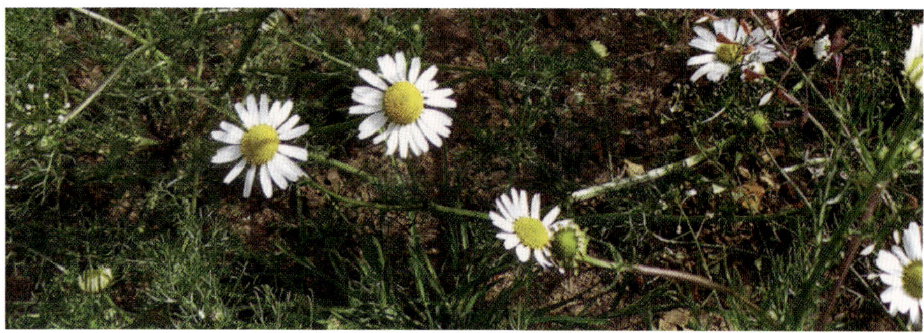

*Blühende Kamille*

## Küchenschatz

### Kamillen-Gesundheits-Drink

In einen Saftmixer werden auf einen Liter Milch, ein Esslöffel frische Kamillenblüten, eine klein geschnittene Banane und ein klein geschnittener Apfel gegeben. Alles richtig durchmixen und fertig.

### Kamille-Sommer-Mix-Drink

In einen größeren Krug gibt man einen Liter sehr kalte Apfelschorle. Dann werden zwei große Tassen abgekühlter (kalter) Kamillentee dazu gegossen (siehe Teerezept). Verfeinert wird der Saft mit ein paar frischen Blättchen Giersch und Melisse oder ein paar kleinen Rosenblättern. Zum Schluss werden die Trinkgläser mit kleinen Zweigen der Kamille geschmückt. Der Kamille-Sommermix sieht nicht nur wunderschön aus, sondern schmeckt an einem heißen Sommertag erfrischend und lecker. Natürlich kann jeder für sich selbst seine Natur-Drinks kreieren mit den Pflanzen oder Früchten, die ihm schmecken. Wichtig ist nur, dass der Drink immer mit Kamille versetzt wird, weil sie so viele gesunde Inhaltsstoffe besitzt, egal ob kalt oder heiß getrunken.

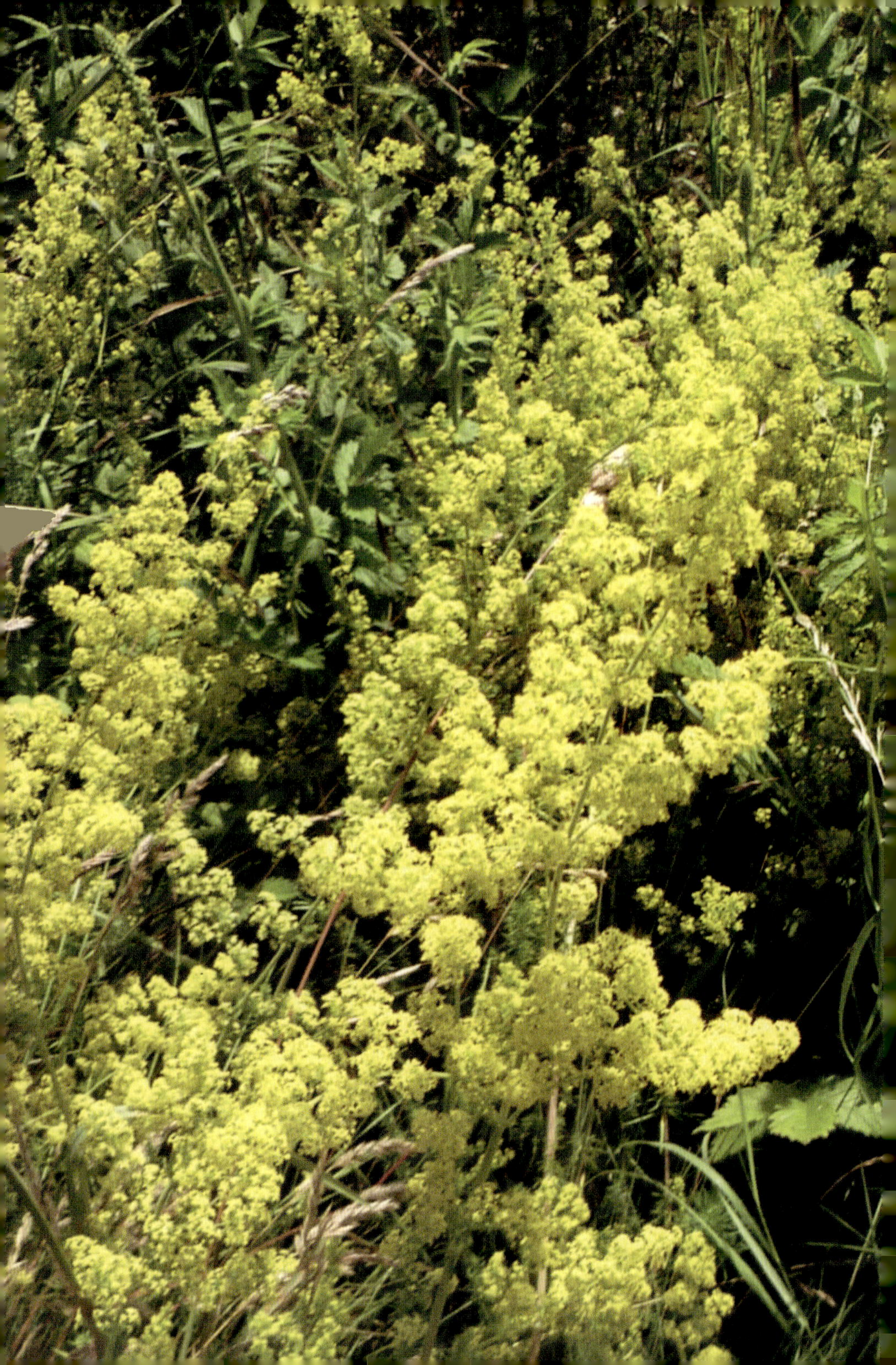

# Echtes Labkraut *(Galium verum)*

**Vorkommen:** Weg- und Straßenränder, Waldränder, Bergwiesen, lichte Wälder, Weiden

**Blüte:** Juni bis August

**Sammelzeit:** Juni bis September je nach Gegend

**Verwendetet Pflanzenteile – frisch und getrocknet:** Das ganze Kraut ohne Wurzel. Am besten hängt man es in kleinen Bündeln an einem schattigen und luftigen Ort zum Trocknen auf.

**Wichtige Inhaltsstoffe:** Asperulosid, Alizarinthypus, Glykoside, Saponine, Flavonide, Galitannsäure, Rubichlorsäure, Zitronensäure, Kieselsäure, ätherisches Öl, Spurenelemente, Labenzym

## Hausapotheke

In verschiedenen Landstrichen wird Labkraut zum Beispiel unter anderem gelbes Waldstroh, Milchgerinnkraut, Magerkraut oder Wundstillkraut genannt. Diese Namensbezeichnungen weisen auf die Vielfältigkeit des Krautes in der Volksheilkunde und seine Verwendung in der Küche hin. Aus vielen schriftlichen Überlieferungen geht hervor, dass der Name Labkraut auf das Lab-Ferment zurückgeht, welches durch das Kraut produziert wird. Heute wie früher benötigt man Ferment in der Käseherstellung zur Milchgerinnung (Milchgerinnkraut). Außerdem wirkt das Labkraut sehr entwässernd, durchspült die Nieren, Harnwege und Blase, wirkt keimtötend, blutstillend und krampflösend. Es hilft gegen Magen- und Darmkatarrh. In alten Heilbüchern wurde es auch als schweißtreibendes Mittel empfohlen. Von dem frischen Kraut oder von alkoholischen Extrakten werden Umschläge bei Hauterkrankungen, wie Schuppenflechte, schlecht heilenden Wunden, Furunkeln und Ausschlägen gemacht. Labkraut wirkt insgesamt mild sowie beruhigend auf unser Nervensystem.

**Labkraut-Tee**

Man bereitet Labkraut-Tee mit 1 Teelöffel getrocknetem Kraut oder 2 Teelöffeln frischem Kraut pro Tasse zu. Es wird mit kochendem Wasser übergossen und soll ca. 10 bis 25 Minuten ziehen. Am Tag können 3 Tassen getrunken werden. Selbstverständlich ist auch frisches Kraut bestens geeignet.

**Labkraut-Tee zum Abnehmen**

Wer keine ernsthaften gesundheitlichen Probleme hat, kann Labkraut auch zum Abnehmen verwenden.
Dafür trinkt man immer nach dem Essen, ca. 14 Tage lang 3 Tassen über den Tag verteilt.

**Labkrautsalbe**

Für eine Hautsalbe aus frischem Labkraut benötigt man 500 g Schweinefett, welches auf dem Ofen/Herd zum Köcheln gebracht wird. In das heiße Fett gibt man zwei große Hände voll frischen Labkrauts. Alles zusammen lässt man 5 Minuten abgedeckt vor sich hinköcheln.

Der Topf mit Inhalt bleibt anschließend 3 Tage stehen, danach wird das Fett erneut erhitzt, so dass es flüssig durch ein Sieb in Gläser oder Dosen gegossen werden kann. Diese werden dann kühl und dunkel bis zur Verwendung aufbewahrt.

### Labkraut-Wannenbad

Zum Wohlfühlen und um der Haut, besonders aber auch der geschundenen Haut, einen Energieschub zu geben, hängt man einfach ein kleines Bündel frisches strohgelbes oder auch weißes Labkraut ins Wasser und genießt 30 Minuten lang ein wohltuendes Vollbad. Hier sollte durchaus die Jahreszeit der frischen Kräuter genutzt werden.

### Labkraut – zur äußerlichen Anwendung

Bei Hautentzündungen oder Ekzemen wird ein Aufguss mit einem Esslöffel Kraut auf ¼ Liter Wasser genommen. Nach 10 Minuten kann der abgekühlte und abgeseihte Sud für Umschläge auf den betroffenen Stellen angewandt werden.

## Küchenschatz

Viele Kräuterkenner experimentieren inzwischen mit frischen Wildkräutern in der Gesundheitsküche. Das Bewusstsein in Bezug auf die Natur hat sich zum Positiven verändert, und es macht wirklich Spaß, die Wildkräuterschätze einzusetzen. Da bietet sich das Labkraut mit seinem süßen Honigduft, kombiniert mit anderen Kräutern, zu einem leckeren Sommerdrink an. Dabei müssen nicht immer Säfte die Grundlage sein. Als eine Alternative bereitet man sich einen Liter Vanilletee zu und stellt ihn zum Abkühlen in den Kühlschrank. Wenn dieser kalt genug ist, nimmt man ein paar kleine Zweige Labkraut, ein paar Blättchen Giersch und frische Melisse, bindet alles zu einem kleinen Sträußchen zusammen und hängt den Strauß in den mit Tee gefüllten Krug. Lecker und leicht schmeckt so der erfrischende Sommerkräuter-Tee.

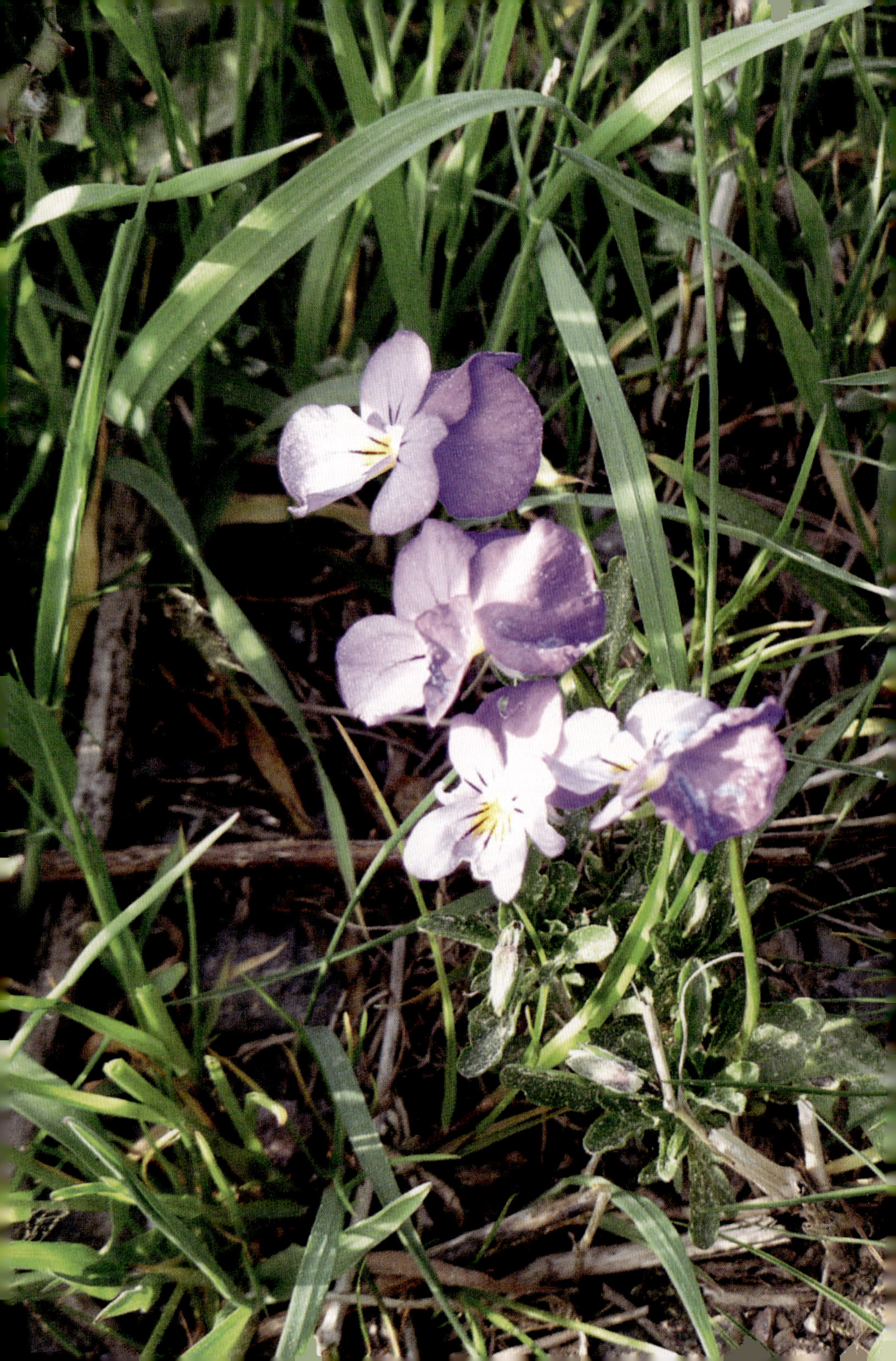

# Feldstiefmütterchen *(Viola tricolor)*

**Vorkommen:** Bergwiesen, Weideflächen, Ackerland
**Blüte:** Mai bis Juli
**Sammelzeit:** Mai bis August Blüten und Blätter, August bis Oktober die Wurzel
**Verwendete Pflanzenteile – frisch und getrocknet:** Wurzel, Blüten und Blätter zu kleinen Sträußchen binden und zum Trocknen aufhängen.
**Wichtige Inhaltsstoffe:** Flavonoide, Saponine, Alkaloide, ätherische Öle, Schleimstoffe, Gerbstoffe, Anthocyane, Violanin, Quercetin, Gaultherin, Salicin

## Hausapotheke

Bei sommerlichen Streifzügen über Wiesen und Felder findet man zwischen Gras versteckt, oftmals von verschiedenen Farben in rot, gelb, violett und blau gezeichnet, das Wilde Stiefmütterchen, auch Feldstiefmütterchen genannt. In der Hausapotheke hat die kleine Wildblume ihren festen Platz. Sie wirkt schweißtreibend, verbessert die Funktion der Harnwege, ist blutreinigend und antibakteriell, wirkt bei Stoffwechselerkrankungen, löst den Schleim bei Husten/Keuchhusten und Asthma.
Bekannter aber ist die Anwendung vom Stiefmütterchen in der Volksheilkunde bei Hautproblemen, Ekzemen, Schuppenflechte, Herpes, Akne, Kopfgrind und Milchschorf, der vorwiegend bei Kleinkindern auftritt. Für solche Hautprobleme werden tägliche Umschläge und Waschungen durchgeführt.

### Feldstiefmütterchen – äußerliche Anwendung

Auf eine große Tasse gibt man 1 Esslöffel getrocknetes Stiefmütterchenkraut, welches mit kochendem Wasser überbrüht wird.
Bis zum Abkühlen ziehen lassen und danach durch ein Sieb schütten. Mit dem aufgefangenen Sud die betroffenen Stellen 3- bis 4-mal täglich leicht abtupfen oder sanft abwaschen.

### Feldstiefmütterchen-Tee

Auf eine normale Tassengröße gibt man einen Teelöffel getrocknetes oder frisches, klein geschnittenes Feldstiefmütterchen, überbrüht es mit kochendem Wasser, lässt den Tee 10 Minuten ziehen und trinkt ihn schluckweise über den Tag verteilt. Bei Bedarf täglich nicht mehr als zwei Tassen.

### Feldstiefmütterchen-Kaltauszug als Tee

Auf ½ Liter kaltes Wasser einen Teelöffel Feldstiefmütterchen geben und über Nacht 10 Stunden abgedeckt stehen lassen. Am nächsten Tag den Sud durch ein Sieb gießen, auf trinkgerechte Temperatur erwärmen und über den Tag verteilt trinken.

## Küchenschatz

Wie so viele andere Wildkräuter kann das Feldstiefmütterchen in kleinen Mengen ebenfalls unter andere Sommersalate gemischt werden. Außerdem sehen die Blüten sehr dekorativ aus und können so jede Süßspeise optisch aufwerten. Neben Rosenblättern, Minze, Melisse und Giersch sehen Feldstiefmütterchenblüten in kühlen Getränken oder in einem guten Sommerwein exotisch aus und laden zum Genießen ein.

Bild rechts: *Im Gras versteckt: Feldstiefmütterchen*

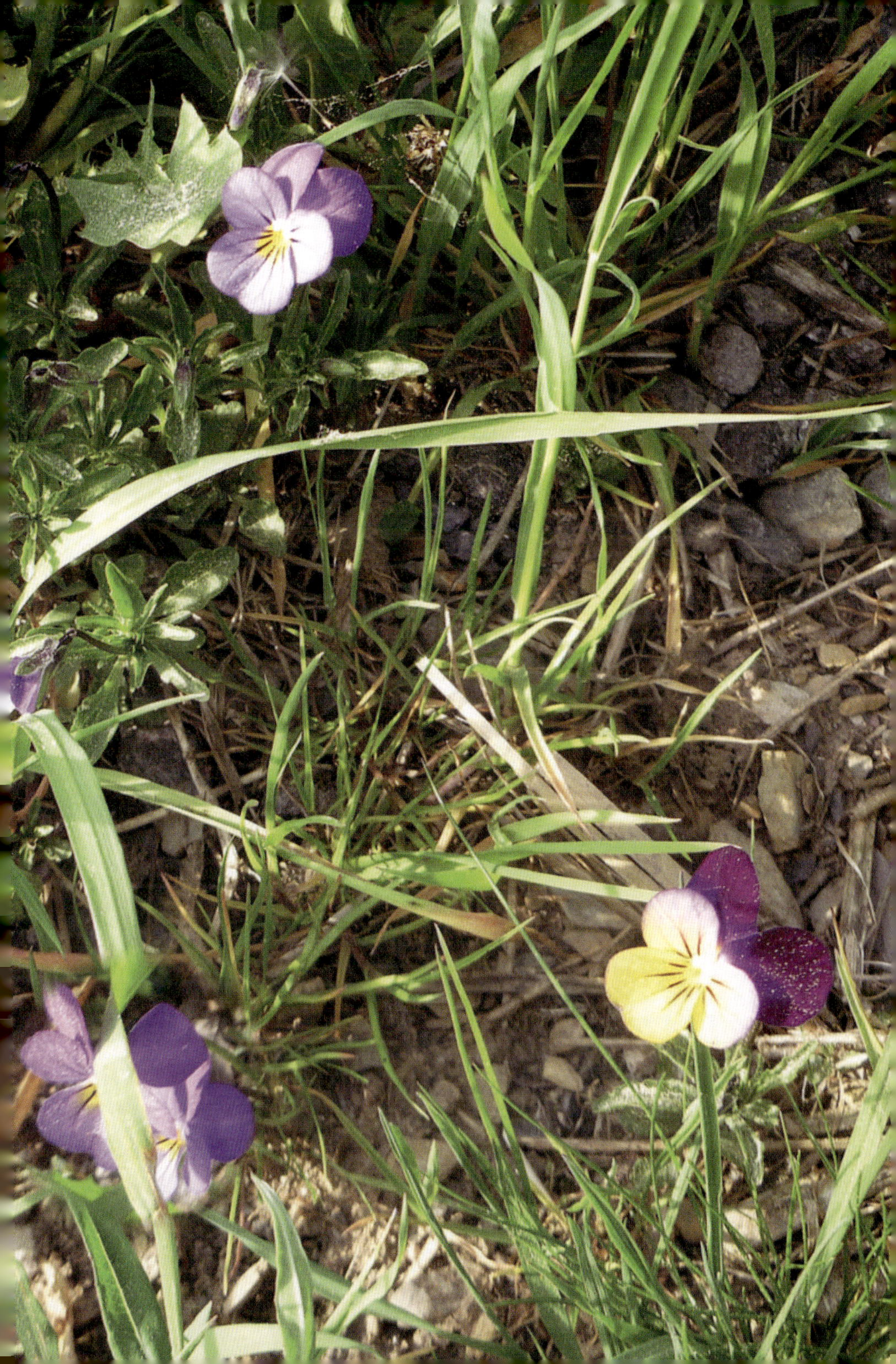

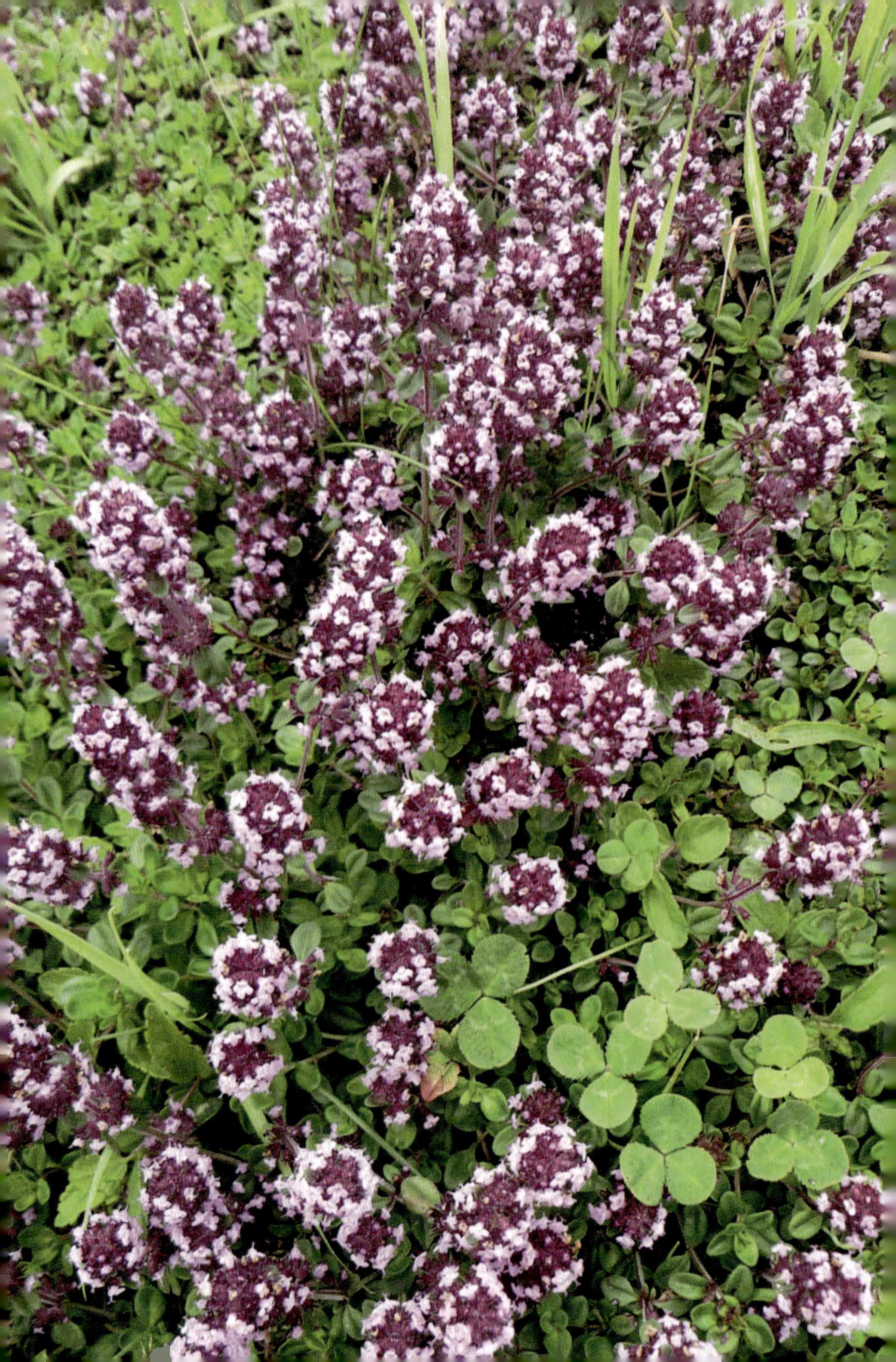

# Feldthymian *(Thymus pulegioides)*

Auch Quendel genannt.

**Vorkommen:** trockene sonnige Wiesenflächen, Felder, Bergwiesen, Böschungen und trockene Grashänge
**Blüte:** Juni bis September
**Sammelzeit:** Juni bis September
**Verwendete Pflanzenteile – frisch und getrocknet:** Der blühende Feldthymian wird von Juni bis September gesammelt und in kleinen Bündeln getrocknet.
**Wichtige Inhaltsstoffe:** Carvacrol, Geraniol, Terpene, Thymole, Citral, Cymen, Serpyllin, Flavonoide

## Hausapotheke

Feldthymian besitzt durch seine Inhaltsstoffe viele hilfreiche Eigenschaften, die in der Volksheilkunde seit Jahrtausenden genutzt werden. Quendel, wie der Feldthymian volkstümlich ebenfalls bezeichnet wird, ist zwar nicht ganz so intensiv wie seine artverwandten Kollegen, aber trotzdem genauso wirksam. Sein hoher Gerbstoffanteil lindert Darmkrämpfe, Magenbeschwerden, Blähungen und Gallenblasenentzündungen.
Durch das pflanzliche Antiseptikum unterstützt der Feldthymian das Heilen von entzündlichen Prozessen, lindert starken Husten, Halsschmerzen, wirkt schleimlösend, hilft bei nervösen Erscheinungen, Erschöpfung, Nasenbluten und Appetitlosigkeit.

### Feldthymian-Tee

Für die aufgeführten Symptome trinkt man bei Bedarf Feldthymian-Tee. Diesen kann man sowohl aus frischem, als auch aus getrocknetem Feldthymian zubereiten. Für eine normale Tasse nimmt man einen Teelöffel getrocknetes Kraut, überbrüht es mit heißem Wasser und lässt den Tee abgedeckt 8 Minuten ziehen. Über den Tag verteilt werden 3 Tassen empfohlen. Getrunken wird der Tee solange, bis die Schmerzen verschwunden sind.

## Küchenschatz

Der würzige Duft von frischem Feldthymian, natürlich auch von anderen Thymianarten, regt sofort unsere Geschmacksnerven an. Für alle Feinschmecker, die besonders viel mit Gewürzen arbeiten, aber auch für das ganz normale Küchengericht, gehört das Würzen mit dem mediterranen Gewürzkraut einfach zum täglichen Kochen dazu. Die zahlreichen Inhaltsstoffe sorgen für eine bessere Verdauung, besonders bei fetten Speisen. Fast alle Fleischgerichte können mit Feldthymian gewürzt werden. Leckere Soßen, gute Kräuteröle und -essige lassen sich mit dem aromatischen Würzkraut verfeinern und ergänzen.

**Bild unten:** *Blühender Feldthymian*
**Bild rechts:** *Getrocknete Wiesenschätze: Kamille, Schafgarbe, Gänsefingerkraut und Rainfarn*

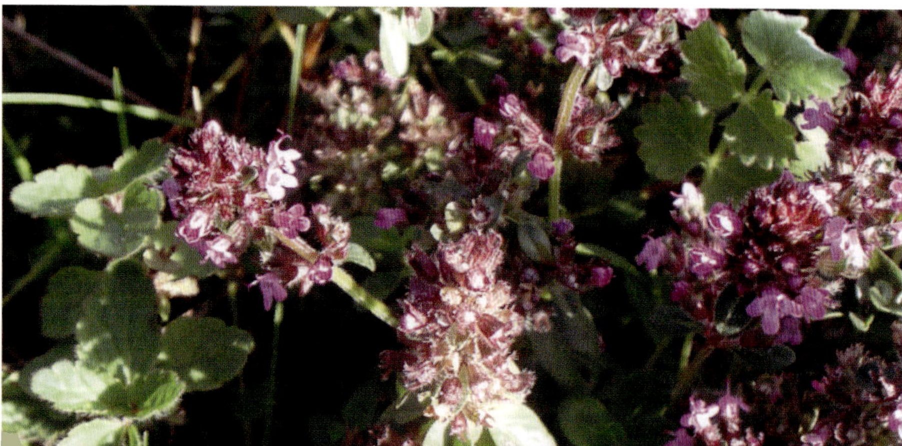

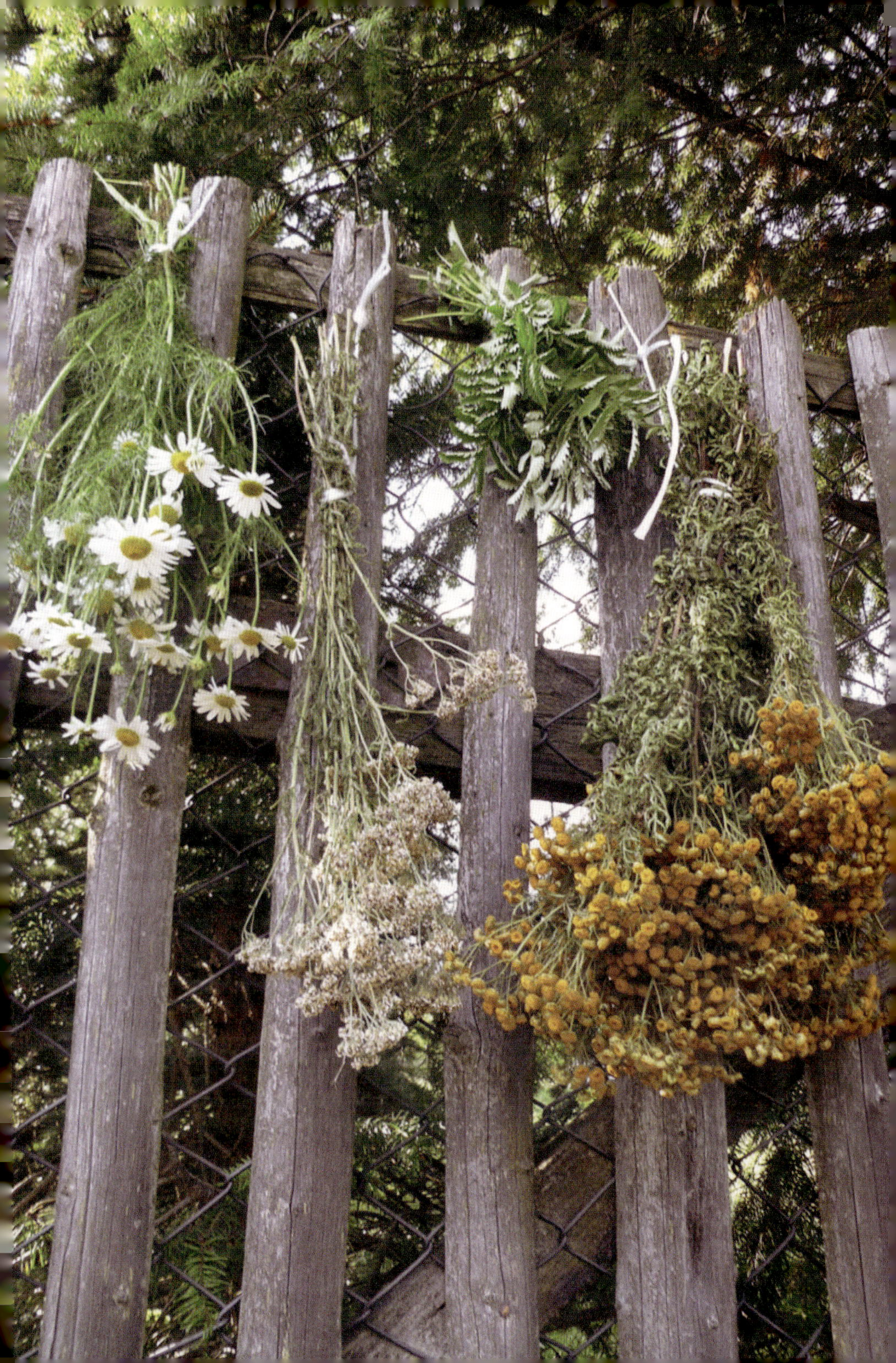

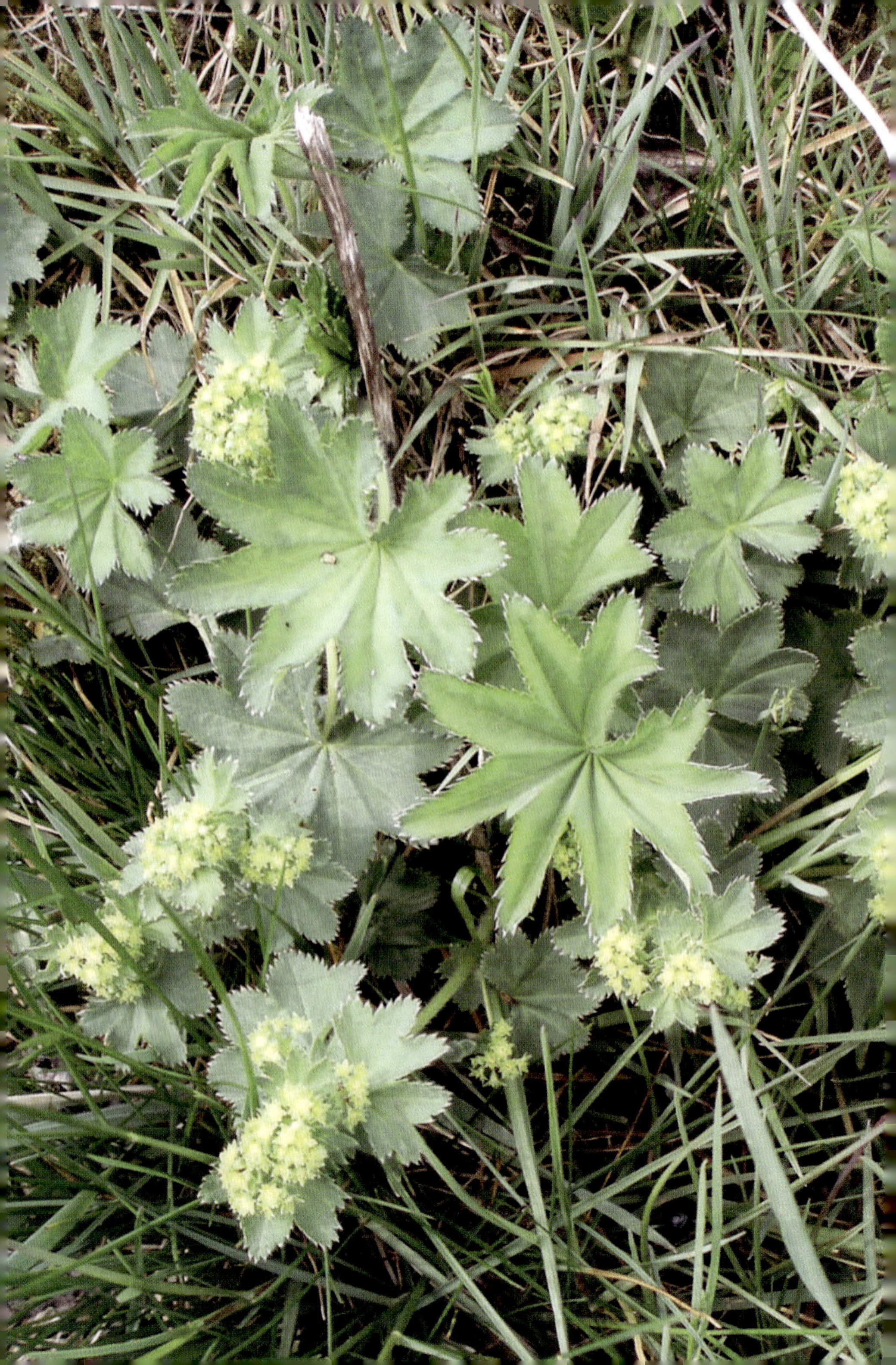

# Frauenmantel *(Alchemilla vulgaris)*

**Vorkommen:** Rasenflächen, Gärten, Wegränder, Waldwiesen, verwilderte Grünflächen, Hecken

**Blüte:** Mai bis September

**Sammelzeit:** Mai bis September

**Verwendete Pflanzenteile – frisch und getrocknet:** alle jungen frischen Blätter und Blütenknospen

**Wichtige Inhaltsstoffe:** Bitterstoffe, Gerbstoffe, Glykoside, Phytosterin, Saponine, Tannine, Serpyllin

## Hausapotheke

Frauenmantel ist schon in alten Zeiten als Heilpflanze genutzt worden. Durch ihre heilenden Kräfte zählte sie im Mittelalter mit zu den wichtigsten Zauberkräutern. Natürlich gehört sie nach wie vor in der heutigen Volksheilkunde zu den heilenden Kräutern und darf in keiner Hausapotheke fehlen. Immer wieder wirkt es faszinierend, wenn sich die großen gelblich bis dunkelgrünen trichterförmigen Blätter (ähnlich einem Frauenmantel) mit den kleinen glänzenden Wasserperlen vom Morgentau oder nach einem Regenguss schmücken. Viel wurde schon über den Frauenmantel geschrieben. So kann man nachlesen, dass der Frauenmantel über seine feinen Blätterporen selbst Wasser abgibt, welches sich dann in seinem Kelch als Tropfen sammelt, den die alten Alchimisten als Himmelswasser bezeichneten. Viele Frauen sind von der Heilkraft der Pflanze, die den Namen der Frau (Frauenmantel) trägt, begeistert.

Schon über Jahrhunderte wurde der Frauenmantel bei Weißfluss, Menstruationsproblemen, aber auch speziell in den Wechseljahren verwendet. Außerdem erleichtert Frauenmantel den Geburtsvorgang und soll ein paar Wochen vor der Geburt nach Absprache mit der Hebamme oder dem Arzt getrunken werden. Während der Schwangerschaft aber auf keinen Fall! Natürlich besitzt die Pflanze noch viele andere wertvolle, heilende Eigenschaften. Heute weiß man, dass sie Verkalkungen vorbeugen kann. Gicht und Rheuma lässt sich mit Frauenmantel lindern. Die Pflanze kräftigt die Muskeln bei Kindern. Durch seinen hohen Gerbstoffgehalt wird der Tee ebenfalls bei normalem Durchfall getrunken. Für Menschen, die schlecht einschlafen können, wirkt ein Frauenmantel-Tee am Abend beruhigend. Wer Freude am Sammeln und Gestalten seiner Hausapotheke hat, kann Frauenmantel zusätzlich mit ähnlich wirkenden Kräutern für die einzelnen Beschwerden verwenden.

### Frauenmantel-Tee

Je nach Jahreszeit werden für Frauenmantel-Tee nur die trockenen Blätter und Blüten gesucht. Zu Hause breitet man sie zum schnellen Trocknen im Schatten oder an einer luftigen Stelle in der Wohnung/Küche aus. Nach dem Trocknen für den späteren Tee werden sie durch das Zerreiben zwischen den Händen etwas zerkleinert. Ein Teelöffel getrocknetes Kraut wird mit ½ Liter kochendem Wasser überbrüht und 10 Minuten ziehen gelassen. Über den Tag verteilt, können 3 Tassen getrunken werden, bei Bedarf ruhig über einen längeren Zeitraum von ca. 4 Wochen.

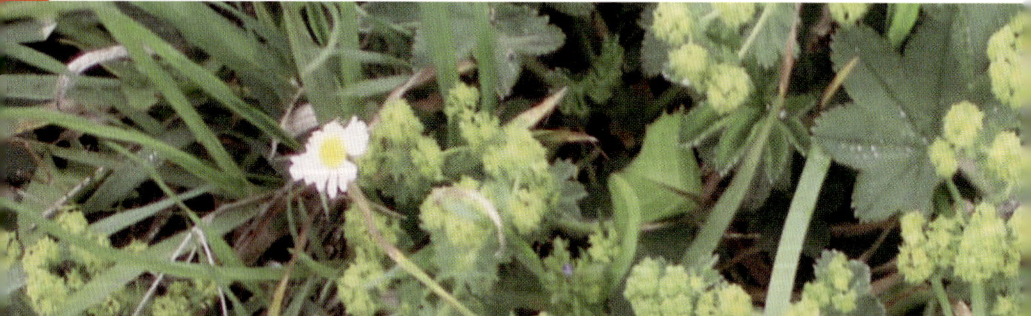

### Frauenmantel zum Gurgeln

Bei Entzündungen im Mund-, Rachen- und Halsbereich kann mit abgekühltem Tee gegurgelt werden.

### Frauenmantelbad

Für die Schönheit hat Frauenmantel ebenfalls eine Aktie zu bieten. Seine Inhaltstoffe sorgen für eine bessere Durchblutung des Gewebes, welches wiederum zur Straffung der alternden Haut beiträgt, ganz besonders bei Frauen im Brustbereich. Wer gerne in die Badewanne steigt, um zu entspannen, kann einen Liter Frauenmanteltee zur Hautstraffung hinein geben und einen kleinen Zweig mit frischen Birkenblättern, welche nicht nur der Haut, sondern auch den Gelenken gut tun.

## Küchenschatz

Da Frauenmantel leicht bitterherb schmeckt, lässt sich im Sommer ein erfrischender Drink kreieren. Ein Esslöffel Frauenmantel wird mit kochendem Wasser in einer großen Tasse überbrüht und 5 Minuten ziehen gelassen. Danach das Kraut abgießen und den Tee kalt stellen.

Anschließend gibt man einen Liter gekühlte Apfelschorle in einen Krug und gießt den Frauenmantel-Tee dazu. Wer Zitronenmelisse und Rosen im Garten besitzt, gibt ein paar kleine Blätter und zwei bis drei winzige Frauenmantelblätter mit in das erfrischende Sommergetränk, welches angenehm schmeckt und sommerlich aussieht.

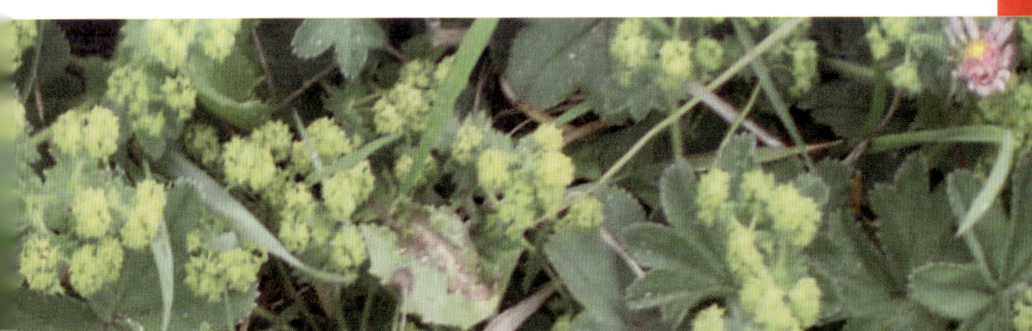

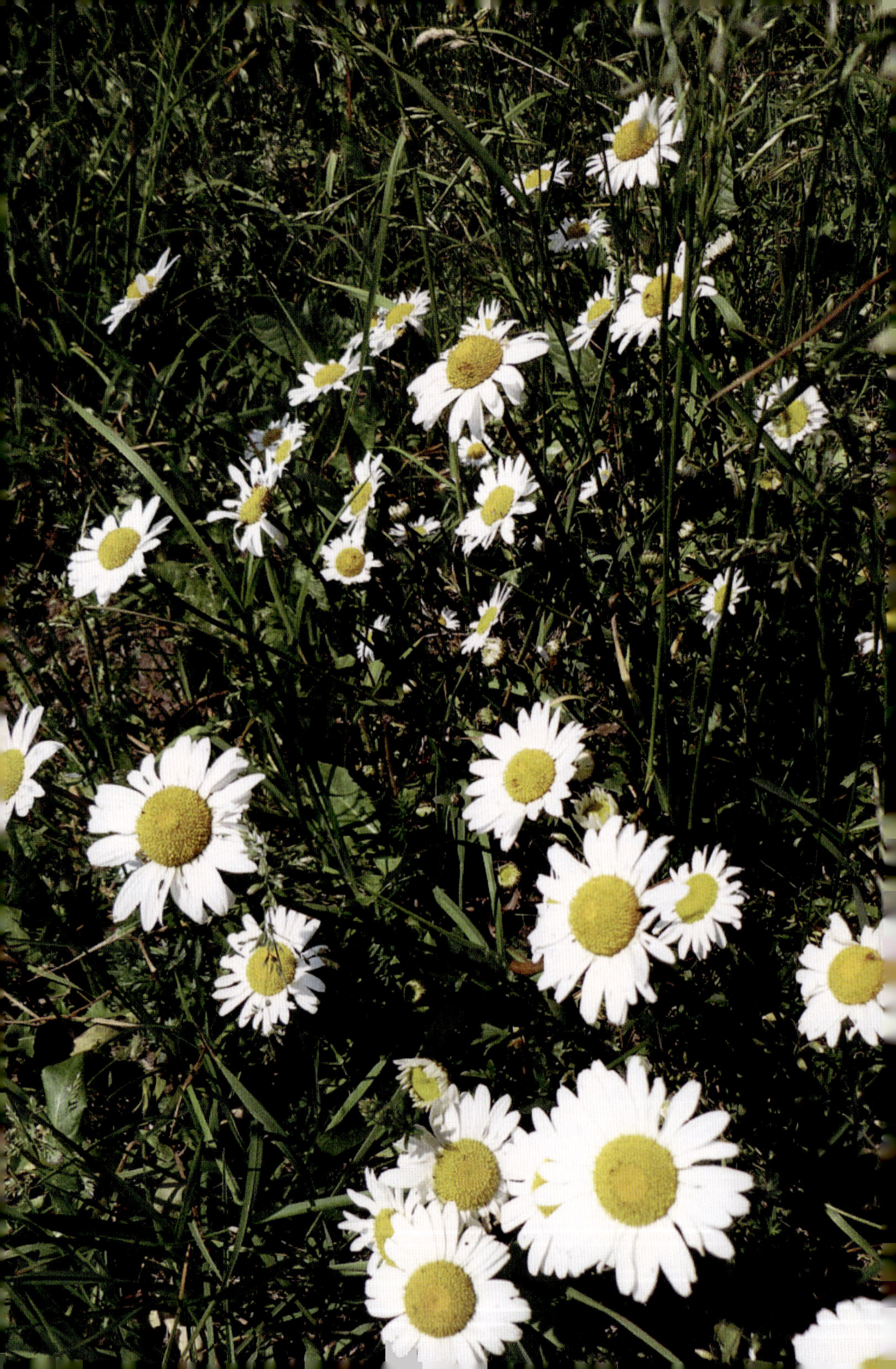

# Gänseblümchen *(Bellis perennis)*

Vielerorts als Tausendschön und Himmelblümchen bekannt.

**Vorkommen:** Rasenflächen, Wiesen, Gärten
**Blüte:** März bis Oktober
**Sammelzeit:** Frühjahr bis Herbst
**Verwendete Pflanzenteile – frisch und getrocknet:** Blüte
**Wichtige Inhaltsstoffe:** Saponine, ätherische Öle, Gerbstoffe, Bitterstoffe, Flavonoide, Schleimstoffe

## Hausapotheke

Eine der ersten Frühjahrsblumen auf den Wiesen ist das Gänseblümchen. Wer kennt es nicht. In Überlieferungen gehörte die kleine Blume zu den Ritualen und dem Zeichen der Frühlingsgöttin Ostara. Das Gänseblümchen ist eine uralte Heilpflanze. Die Kräfte des Gänseblümchens werden bei Hauterkrankungen (Akne) und zur Blutreinigung geschätzt. Es regt den Stoffwechsel an, verbessert die Leber- und Gallefunktionen, wirkt appetitfördernd, lindert Verstauchungen und ist gut bei Gicht- und Rheumaattacken.

### Gänseblümchen-Tee

Einen Teelöffel getrocknete oder frische Gänseblümchen in einer großen Tasse mit kochendem Wasser übergießen, 10 Minuten ziehen lassen und über den Tag verteilt trinken. Wie bei Schafgarbe, Frauenmantel oder Birke sollte man Gänseblümchentee maximal 4–5 Wochen trinken, dann wieder aussetzen und mit anderen Kräutertees für eine gesunde Abwechslung sorgen.

# Küchenschatz

## Salat

So manche Frühlings-/Sommerblume ist bestens für Salate geeignet, und in diesen bunten Pflanzenreigen gehört ebenfalls das Gänseblümchen. Es kann wegen seiner blutreinigenden Eigenschaften hervorragend zur Unterstützung einer Frühjahrskur verwendet werden. Wer Gänseblümchen in seinem Garten hat, kann unter jeden Salat eine kleine Handvoll frischer Gänseblümchen geben. Sie haben einen leicht würzigen Geschmack und geben dadurch dem Salat eine besondere geschmackliche Note.

## Gänseblümchen-Brotbelag

Nach Natur pur schmeckt das Gänseblümchen auf einer frischen Scheibe Brot mit Aufstrich. Wer vielleicht noch Schnittlauch und Petersilie im Garten oder auf dem Balkon im Topf besitzt, kann diese Küchenkräuter ergänzend darüber streuen.

## Gänseblümchen-Kapern

Aus Gänseblümchen lassen sich wunderbar falsche Kapern herstellen. Hierfür werden drei Hände voll Knospen oder die geschlossenen Blüten am Morgen oder gegen Abend gesucht. Auf einem Teller ausgebreitet, bestreut man sie reichlich mit Salz (ca. einen Teelöffel) und lässt alles einen halben Tag abgedeckt ziehen. Anschließend einen Liter guten Kräuteressig zum Erhitzen bringen, die gesalzenen Gänseblümchen hinein geben und kurz mit aufkochen lassen. Wenn alles abgekühlt ist, in kleine Gläser abfüllen, verschließen und bis zum Verbrauchen kühl stellen. Wer es nicht weiß, erkennt bestimmt kaum einen Unterschied.

**Bild rechts:** *Gänseblümchen für die Küche*

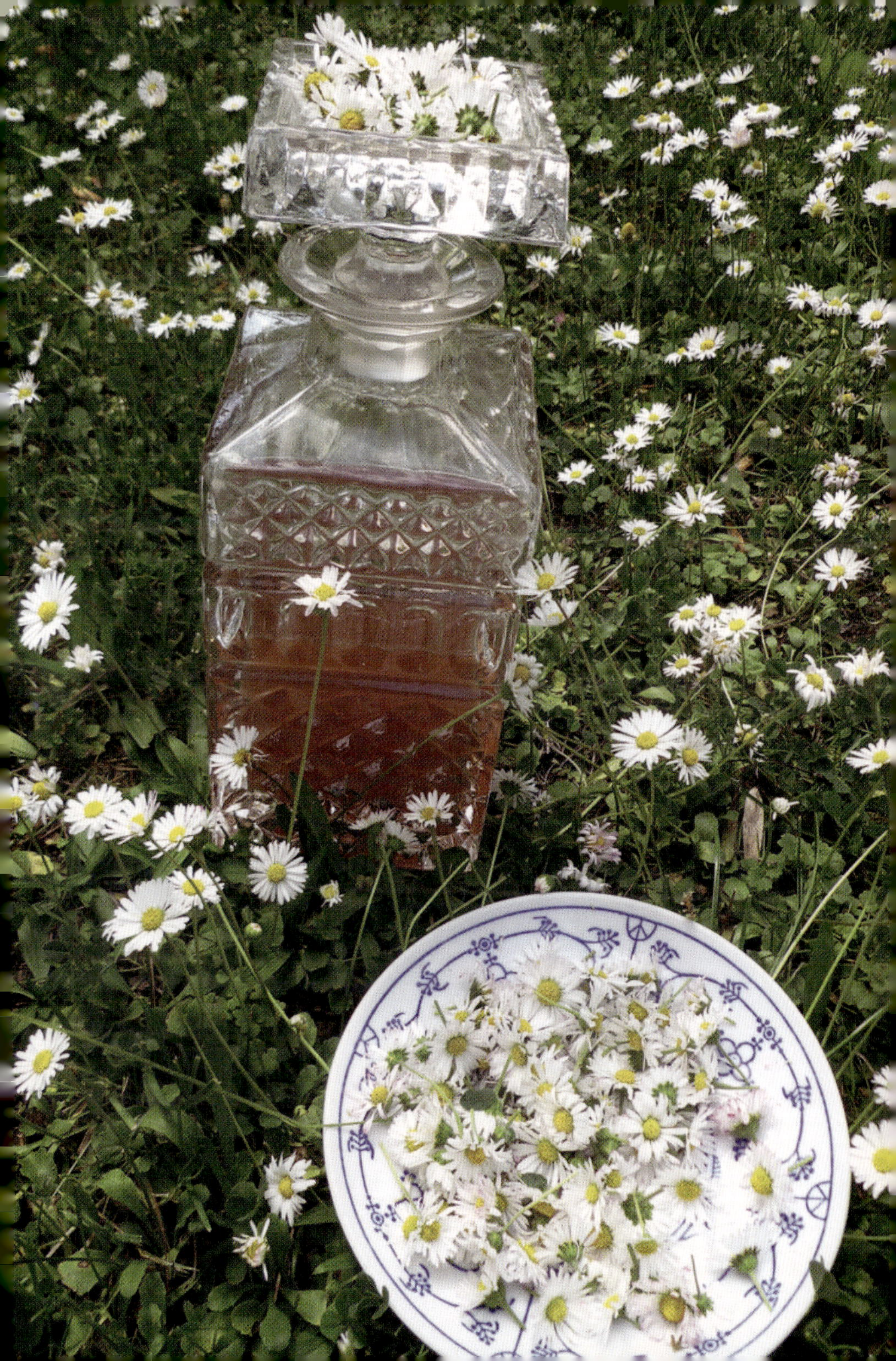

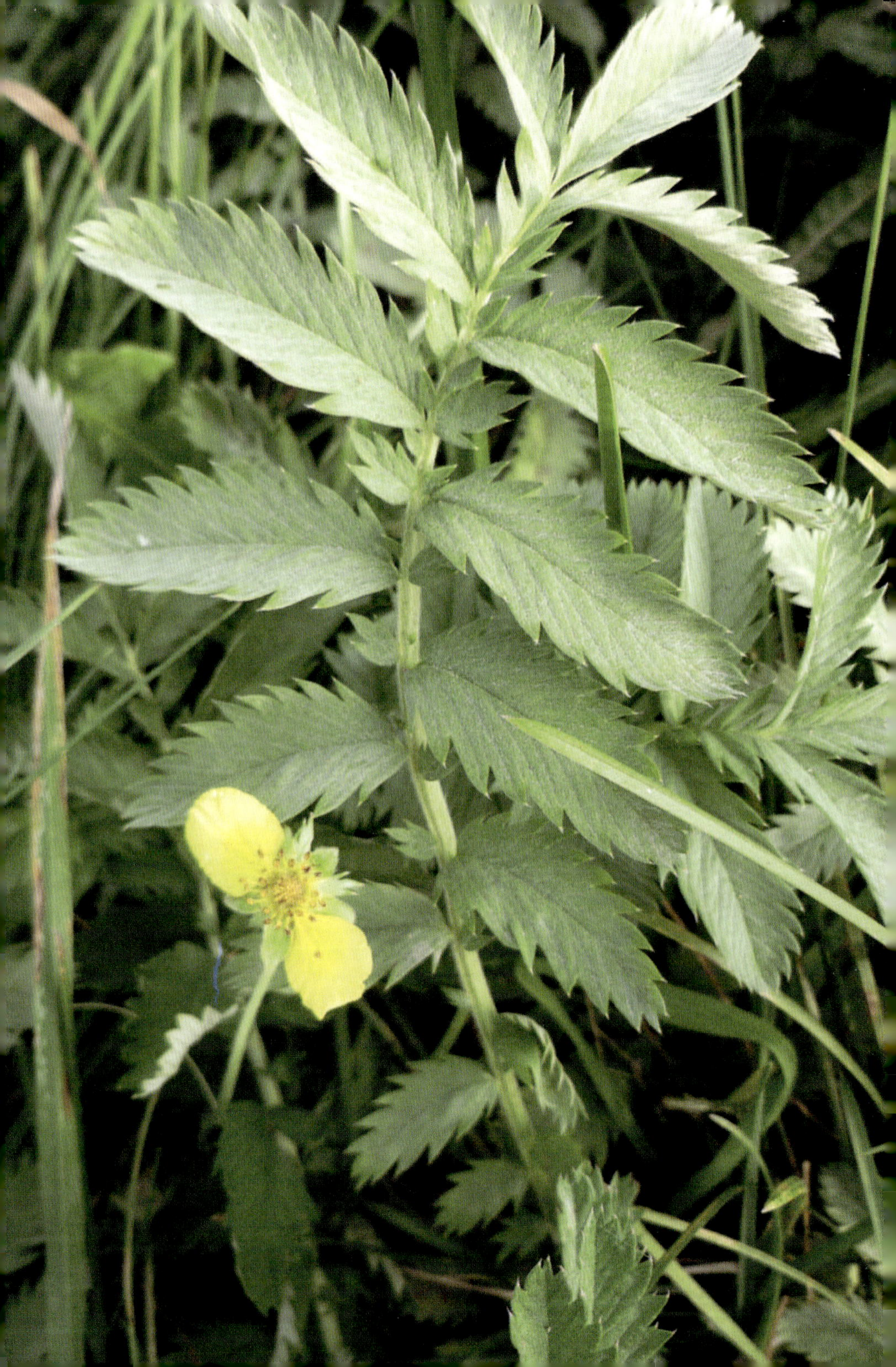

# Gänsefingerkraut *(Potentilla anserina)*

**Vorkommen:** ländliche Gegenden, Weideflächen, Dorfanger, feuchtere Böden, Flussufer, Röhricht, Gräben, in Bach- und Teichnähe

**Blüte:** Mai bis August

**Sammelzeit:** Mai bis August

**Verwendete Pflanzenteile – frisch und getrocknet:** Gänsefingerkraut lässt sich sehr gut erkennen an seinen gelben Blüten und etwas buschigen Blättern, die an der unteren Seite silbergrau glänzen. Gesucht werden nur die Blätter während der Blütezeit. In kleinen Bündeln werden sie im Schatten schnell getrocknet. Wer möchte, kann die getrockneten Blätter für Tee noch etwas zerkleinern.

**Wichtige Inhaltsstoffe:** Cholin, Gerbstoffe, Bitterstoffe, Schleimstoffe, Flavonoide, Harze, Glykoside

## Hausapotheke

Im Gesundheitsschatz der Natur ist das Gänsefingerkraut die Königin unter den krampflösenden Pflanzen. Es wirkt bestens bei Darmkrämpfen, Darmkatarrh, Blähungen, Geschwüren, Magengeschwüren, Durchfall, Hämorrhoiden, Menstruationsbeschwerden, Wadenkrämpfen, Koliken (egal ob Nieren oder Galle), bei Menschen mit Reizblase und bei anderen Verkrampfungen. Selbst seelische Blockaden mit Herzbeklemmungen lassen sich mit Gänsefingerkraut lösen.

### Gänsefingerkraut-Tee

Bei allen aufgeführten Symptomen wirkt der Tee hervorragend. Vom getrockneten oder frischen Gänsefingerkraut nimmt man pro Tasse einen Teelöffel voll, lässt das Kraut kurz aufkochen und abgedeckt 10 Minuten ziehen. Über den Tag können 2–3 Tassen getrunken werden. Bei starken Schmerzen jedoch innerhalb eines halben Tages 1–2 Tassen.
Gibt es nach 3 Tagen keine Besserung, muss unbedingt ein Arzt zu Rate gezogen werden, was natürlich für alle Heilpflanzen aus der eigenen Hausapotheke gilt.

### Gänsefingerkraut-Umschläge

Von Vorteil ist, wenn einem zur richtigen Jahreszeit frisches Gänsefingerkraut zur Verfügung steht. Optimal wirkt es bei Wadenkrämpfen oder Koliken und starken Wundschmerzen. Das frische Kraut wickelt man dann in ein kleines angewärmtes, feuchtes Hand- oder Leinentuch und legt es mehrmals am Tage auf die betroffenen schmerzenden Stellen.

### Gänsefingerkraut-Waschungen

Bei Hämorrhoiden, schlecht heilenden Wunden und entzündeter Haut überbrüht man eine Handvoll frisches Kraut mit einem Liter kochendem Wasser, lässt es 5 Minuten ziehen und abkühlen.
Mit diesem Sud wird anschließend behutsam die beanspruchte Hautpartie 1- bis 3-mal täglich gewaschen.

## Küchenschatz

Für die Küche nicht verwendbar.

**Bild rechts:** *Gänsefingerkraut und Rotklee – frisch gepflückt*

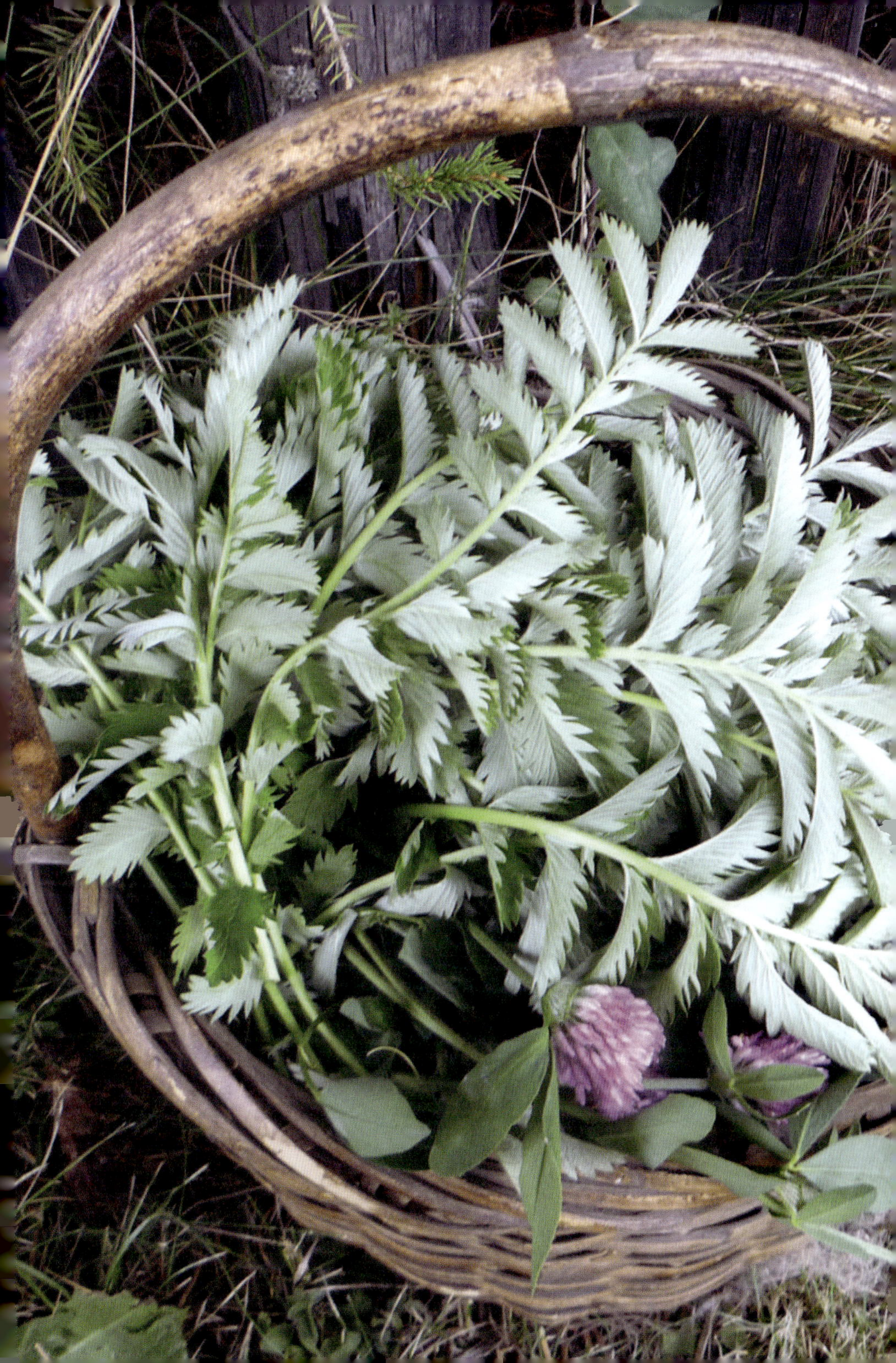

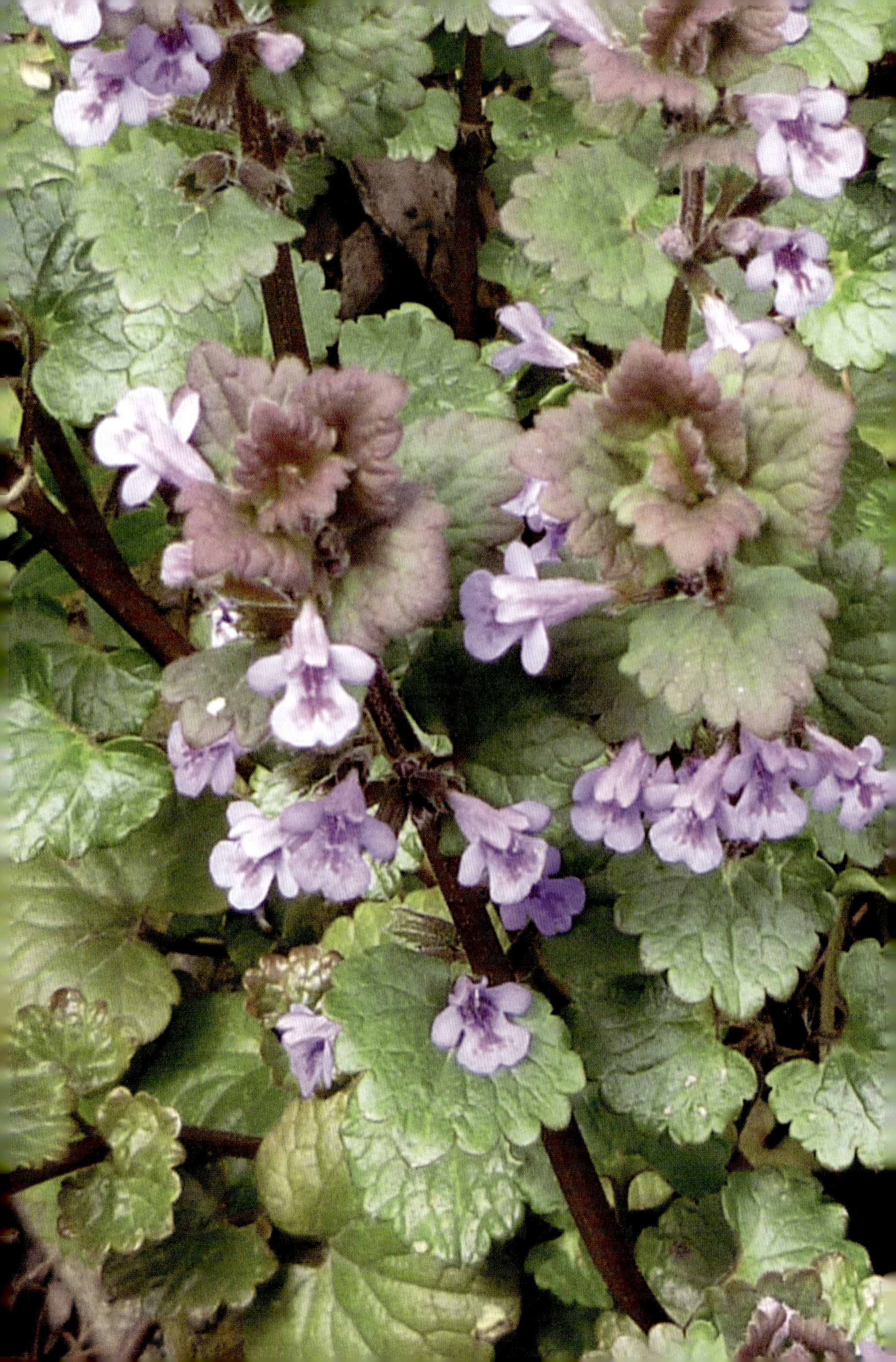

# Gundermann *(Glechoma hederacea)*

**Vorkommen:** Gärten, Waldwiesen, Wiesen-/Wegränder, Laubwälder
**Blüte:** April bis Juli
**Sammelzeit:** April bis Juli das ganze blühende Kraut
**Verwendete Pflanzenteile – frisch und getrocknet:** Blätter und Blüten
**Wichtige Inhaltsstoffe:** Saponin, Cholin, Harze, Kohlenhydrate, Vitamin C, Flavonoide, Kalium, Wachs, Bitterstoffe, Gerbstoffe, Marrubiin, organische Säuren, ätherische Öle

## Hausapotheke

In der Volksheilkunde ist der Gundermann – auch Gundelrebe genannt – eine uralte Heilpflanze. Selbst bei den Germanen galt Gundermann als heilendes und beliebtes Zauberkraut. Nach alten Überlieferungen soll die Frühjahrspflanze auf den Wiesen die Milchproduktion des Viehs fördern. Durch seine heilbringenden Kräfte wurde und wird die Pflanze sehr verehrt und intensiv verwendet. Durch die Vielzahl seiner Bitterstoffe, Gerbstoffe und ätherischen Öle wird der gesamte Stoffwechsel in Schwung gebracht. Bei Frühjahrskuren angewendet, unterstützt die Pflanze das Abnehmen, weil in ihr viele Inhaltstoffe dazu geeignet sind. Gundermann wirkt positiv und heilend bei geschwollener Leber, Milz- und Nierensteinen, regt zum verstärkten Wasserlassen an, lindert Rheuma und Gichtbeschwerden und enthält nervenberuhigende Wirkstoffe. Schleimhaut- und andere körperliche Entzündungen werden kuriert, und starke Bronchitis wird zum Abklingen gebracht. Trotzdem muss bei länger anhaltenden akuten Beschwerden zusätzlich ein Arzt konsultiert werden.

## Gundermann-Tee

In einer großen Tasse wird 1 Teelöffel getrocknetes Kraut überbrüht und 10 Minuten ziehen gelassen. Nach dem Abgießen und Abkühlen sollte man bei Bedarf täglich 1–3 Tassen trinken. Wenn die Pflanze zu würzig ist, kann mit Honig gesüßt werden. Der Tee wirkt auf alle Organe insgesamt sehr angenehm und besitzt zusätzlich eine beruhigende Wirkung für gestresste Gemüter. Für einen Gundermann-Tee ist am besten die frische Pflanze geeignet, weil ihre Wirkung dann am intensivsten ist. Hierfür werden auf eine Tasse zwei kleine Triebe (bis zu 5 cm) gegeben, mit kochendem Wasser überbrüht und 5 Minuten ziehen gelassen.

## Gundermann – äußerlich angewendet

Eine kleine Handvoll Kraut, egal ob getrocknet oder frisch, in ½ Liter Wasser kurz aufkochen (3 Minuten) und abgedeckt bis zum Abkühlen stehen lassen. Anschließend alles durch ein Sieb gießen und den Sud für Umschläge bei Hautproblemen jeglicher Art, wie Ekzemen, Neurodermitis, sehr beanspruchter Haut, Geschwüren, schlecht heilenden Wunden und Akne verwenden. Mehrmals am Tag können mit einem sauberen Leinen- oder Baumwolltuch Umschläge mit dem Gundermannsud wiederholt werden.

## Gundermann-Bad

Ein Gundermann-Bad ist wohltuend bei Gicht, Rheuma und Ischias und trägt zur Gelenk- und Muskelentspannung bei. Hierfür benötigt man zwei große Hände voll frischer Blüten und Blätter. In einem Liter Wasser alles kurz aufkochen und 15 Minuten ziehen lassen. Anschließend den abgegossenen Sud ins Badewasser geben. Solch ein Vollbad gibt der Haut einen zusätzlichen gesunden Schub.

# Küchenschatz

## Gundermann-Gewürzsalz

Ganz simpel lässt sich ein hervorragendes Gewürzsalz mit Gundermann herstellen. Die frische Pflanze wird sehr klein geschnitten und getrocknet. Nach dem Trocknen gibt man einfach Salz hinzu, und fertig ist das würzige Kräutersalz. Geschmackvoller schmeckt das Salz aber, wenn man Gundermann mit anderen Würzkräutern wie Schafgarbe und Feldthymian ergänzt. Alle Kräuter werden getrocknet, danach fein zerrieben und unter das Salz gemischt. Selbst gesucht und mit Freude verarbeitet, lässt sich jeder Salat bestens würzen und genießen.

## Frischer Gundermann

Zu kleinen Familienfeiern oder Gartenpartys schmecken besonders lecker frische Brotschnittchen mit Quark, Butter oder Frischkäse bestrichen und mit klein geschnittenem würzigen Gundermann bestreut.

## Gundermann-Dipp

Der Gundermann-Dipp lässt sich unkompliziert herstellen. Eine Handvoll frische Gundermannblätter und -blüten ganz fein schneiden, einen Becher frischen Schmand in eine Schale geben und mit 2 Esslöffeln Wasser oder Milch verrühren. Anschließend den zerkleinerten Gundermann dazu geben. Alles zusammen wird mit einem Quirl oder Mixer untergerührt. Wer möchte, kann mit etwas Salz und Pfeffer nachwürzen oder mit anderen Küchenkräutern den Geschmack je nach Belieben verfeinern.

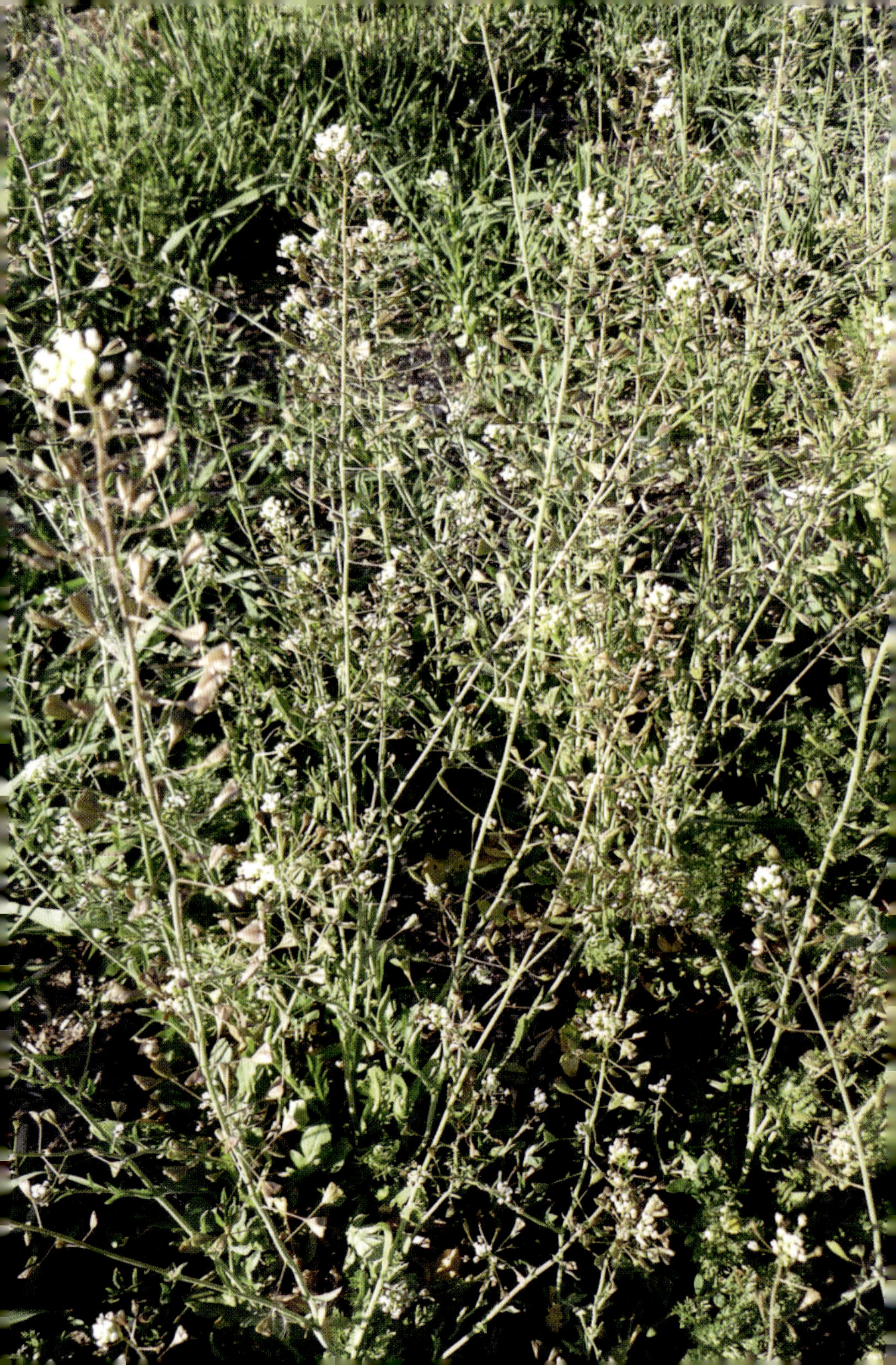

# Hirtentäschel *(Capsella bursa-pastoris)*

**Vorkommen:** Äcker, Böschungen, Steinböden, Gärten, Wegränder
**Blüte:** Mai bis Oktober
**Sammelzeit:** Mai bis Oktober
**Verwendete Pflanzenteile – frisch und getrocknet:** Gesammelt wird die gesamte Pflanze mit Wurzel. Da die Pflanze keinen starken Wurzelballen hat, lässt sie sich gut aus der Erde ziehen. Am besten trocknet man Hirtentäschel, zu kleinen Bündeln gebunden, aufgehängt an einem luftigen, trockenen und schattigen Platz.
**Wichtige Inhaltsstoffe:** Terpenoide, Flavonoide, Proteine, Aminosäure, Calzium, Kalium, Vitamin C, Phenolcarbonsäure

## Hausapotheke

Nach alten Rezepten wird Hirtentäschel bei Hautekzemen, Schuppenflechte, bei Nieren-Grieß, Wechseljahr-, Gallen- und Leber-Beschwerden, starken Regelblutungen und Nasenbluten (blutstillend) immer empfohlen. Für eine Frühjahrskur wirkt es blutreinigend. Die unscheinbare Pflanze wirkt auf den gesamten Kreislauf positiv und unterstützt die Regulierung des Blutdrucks, sowohl des hohen als auch des niedrigen.

### Hirtentäschel-Tee

2 Teelöffel Hirtentäschelkraut mit 1 Liter kochendem Wasser übergießen, 10 Minuten ziehen lassen, danach abgießen. 2 Tassen täglich über 3 Wochen trinken.

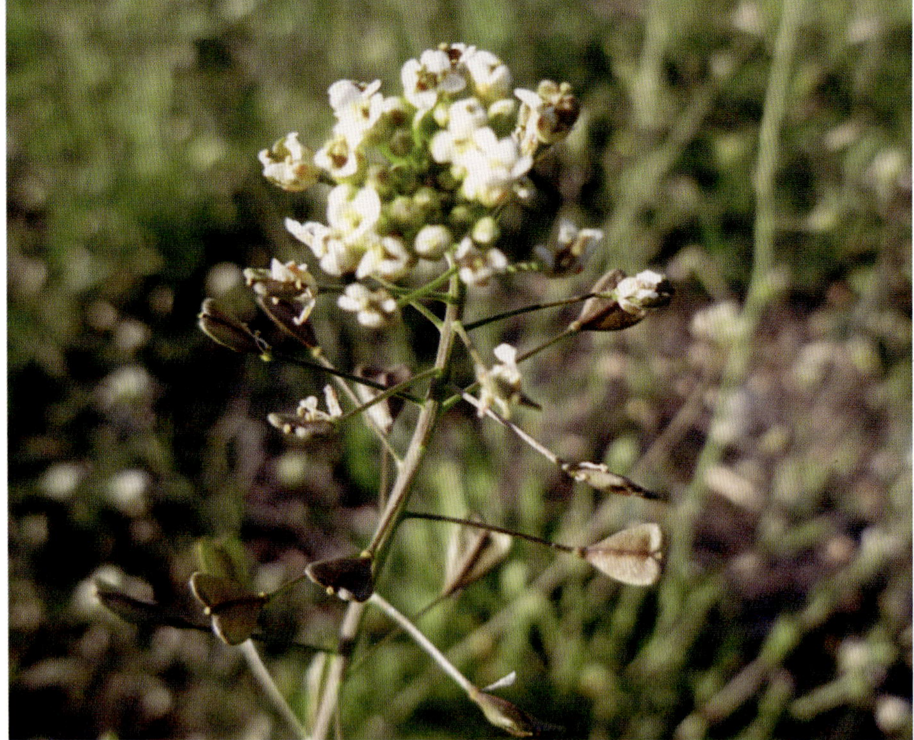

*Hirtentäschel in der Blüte* **Bild rechts:** *Zur Linderung von Hautentzündungen: Hirtentäschel-Sud*

### Hirtentäschel-Umschläge

Bei starken Hautentzündungen werden auf ½ Liter Wasser 2 Handvoll Hirtentäschelkraut gegeben, aufgekocht und zum Abkühlen gebracht. Nachdem der Sud durch ein Sieb gegeben wurde, kann er für Umschläge verwendet werden.

## Küchenschatz

Frisches Hirtentäschelkraut schmeckt etwas herzhaft und hat Vitamin C als Inhaltsstoff, deshalb kann ruhig eine Handvoll klein geschnittenes frisches Kraut in leckere Sommersalate gegeben oder auch zu Salatsoßen verarbeitet werden.

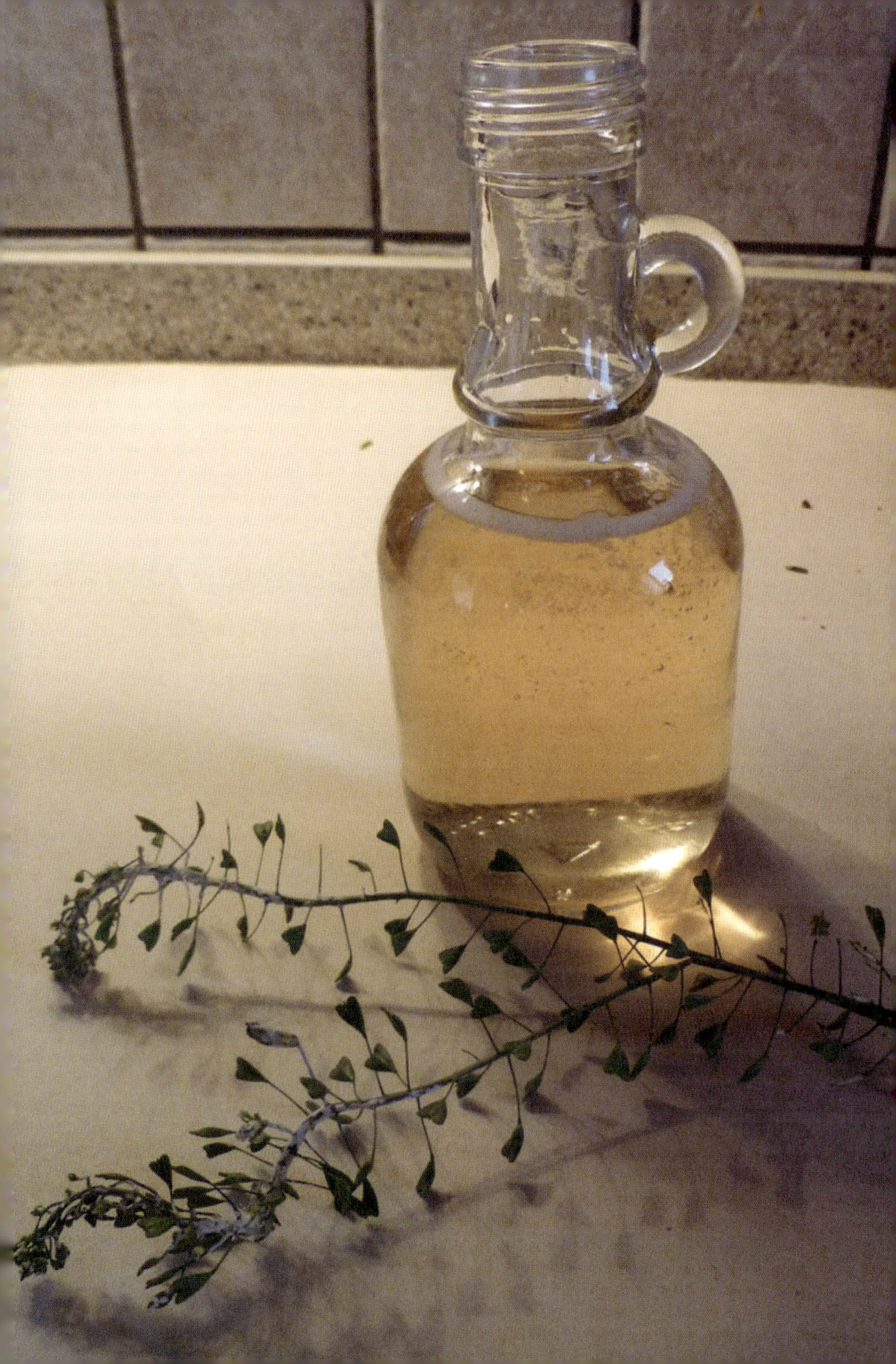

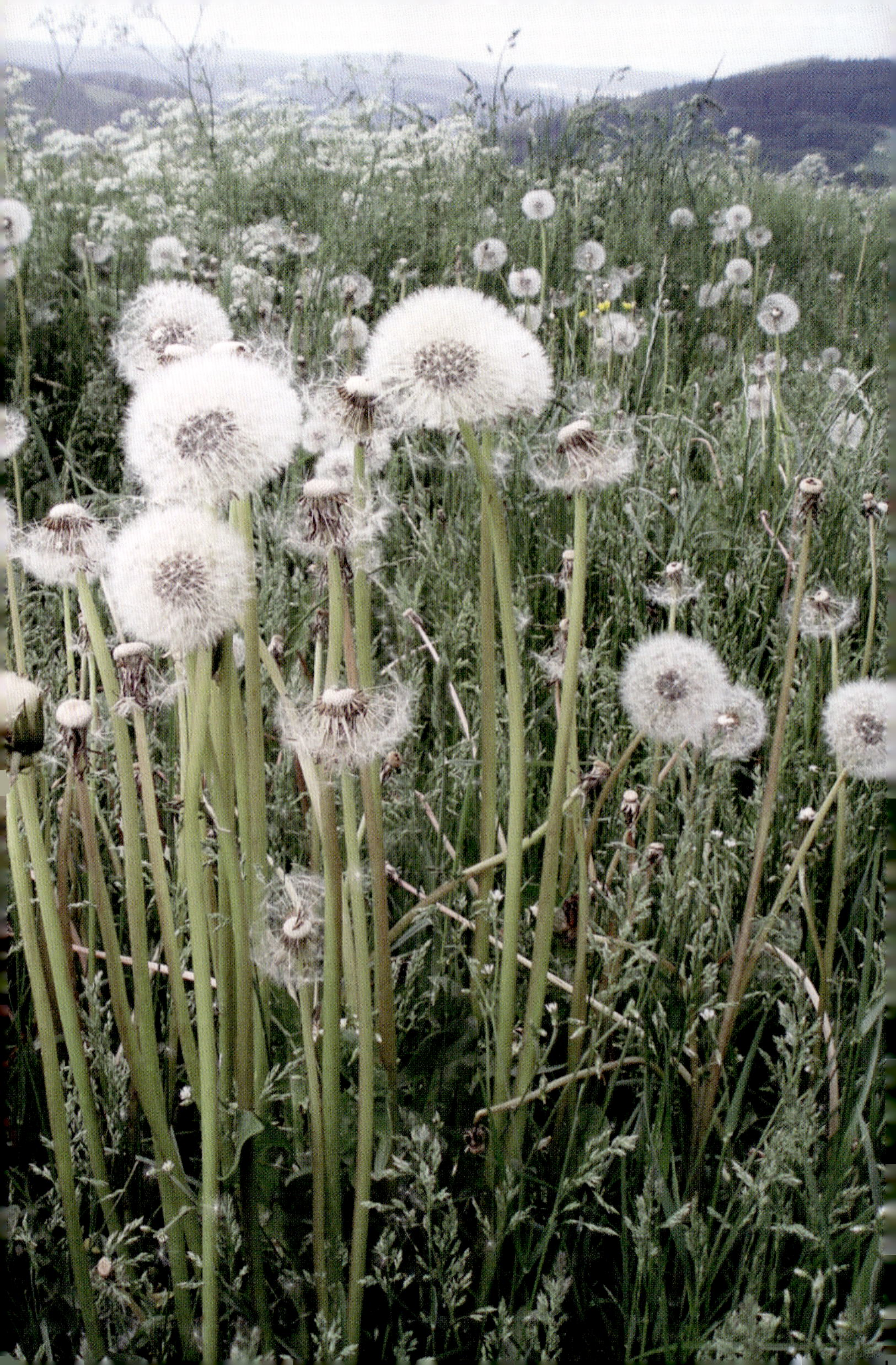

# Löwenzahn *(Taraxacum officinale)*

Auch Sonnenwirbel, Milchstöckel, Butterblume, Bimbaum, Pisskraut oder Pusteblume genannt.

**Vorkommen:** Wiesen, Gärten, Parkflächen, Brachland, Feldränder
**Blüte:** April bis Juni
**Sammelzeit:** April bis Juli Blüte und Blätter, Wurzeln im zeitigen Frühjahr oder Herbst
**Verwendete Pflanzenteile – frisch und getrocknet:** Blüte, Blätter, Wurzeln
**Wichtige Inhaltsstoffe:** Cholin, Vitamine, Inulin, Bitterstoffe, Triterpenoide, Glykoside, Mineralstoffe (Schwefel, Calzium, Kieselsäure, Natrium, Kalium)

## Hausapotheke

Der Löwenzahn ist eine ausgesprochene Wiesenpflanze. Mit ihrer leuchtenden gelben Farbe erfreut sie im Frühjahr das Herz. Die Bienen lockt sie als Frühlingsbote in deren Nahrungskette, und für alle anderen Weidetiere ist sie durch ihre Bitterstoffe ebenso wichtig wie für uns Menschen. Meistens wird die gesunde Frühlingspflanze aus Unkenntnis nur als lästiges Unkraut angesehen, wie fast alle Wiesenkräuter. Die Besonderheit vom Löwenzahn aber ist, dass die gesamte Pflanze von der Blüte bis zur Wurzel als Nahrung sowie Medizin gesammelt und genutzt werden kann. Löwenzahn verwendet man für Tees, Salate, Honig und Salben. Eine Gesundheitspflanze, die jeder für sich entdecken und nutzen kann.

Bild S. 70–71: *Ein gelbes Meer von Löwenzahn*

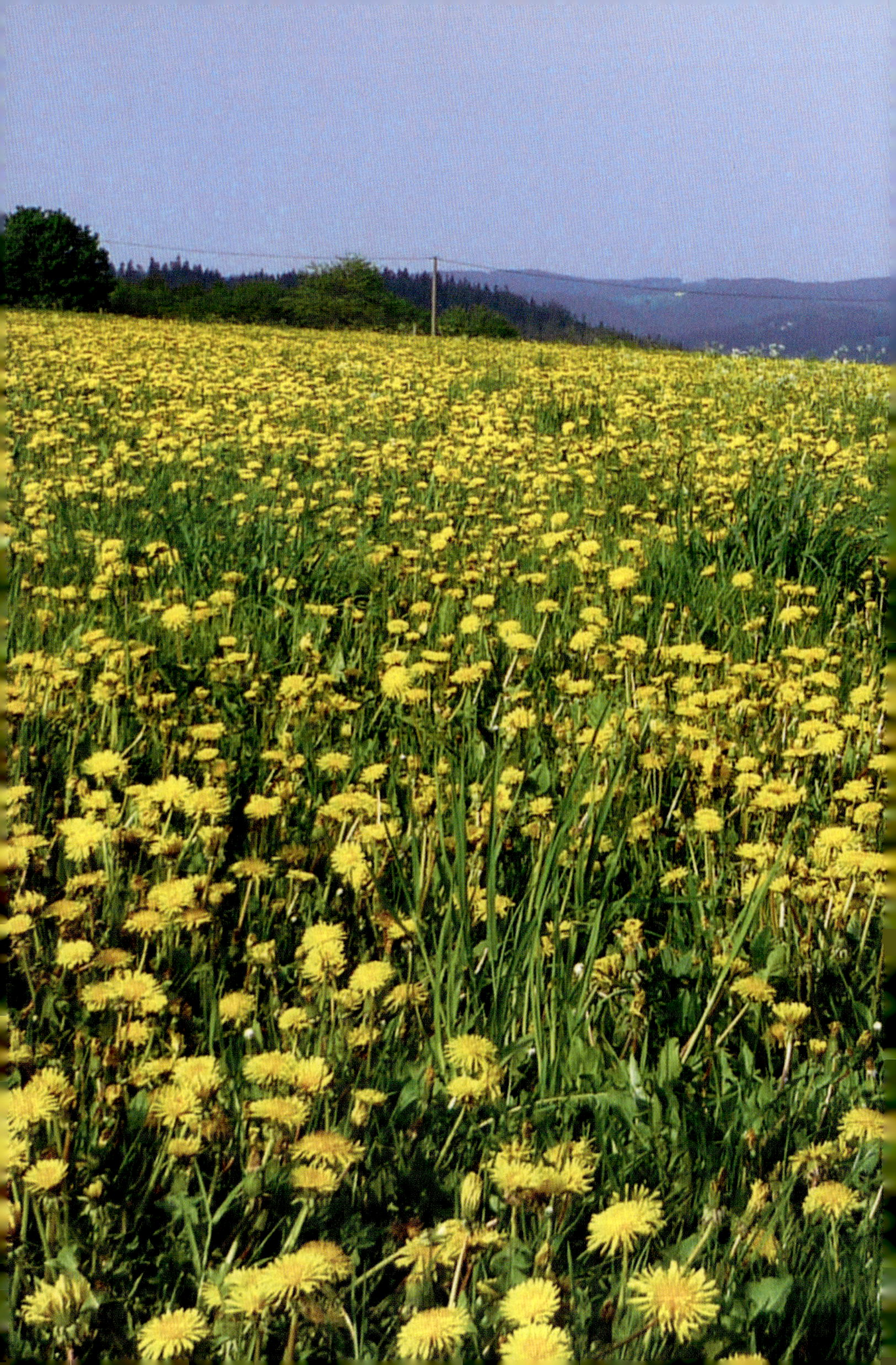

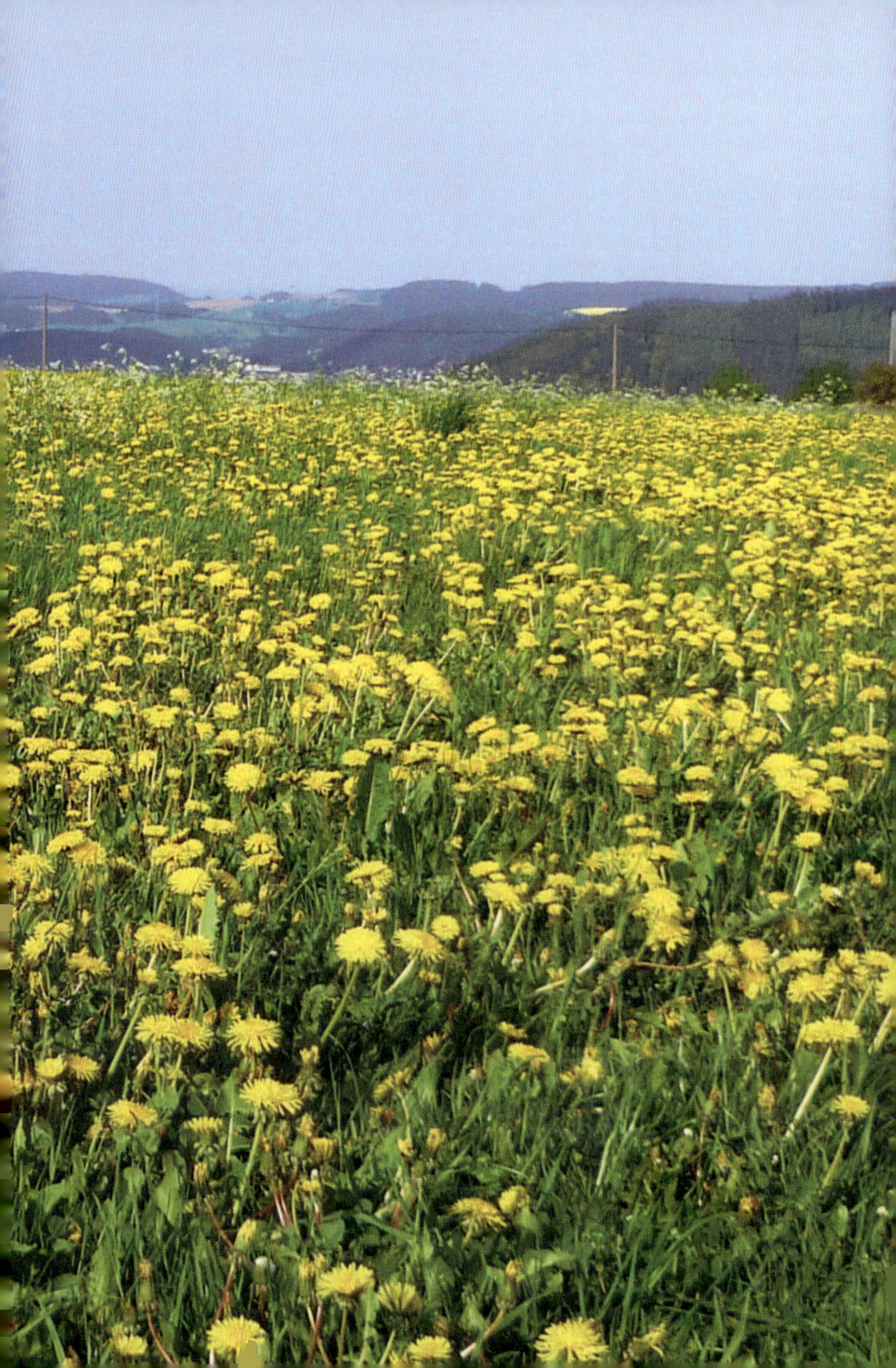

Durch die Inhaltsstoffe des Löwenzahns wird der Stoffwechsel angeregt und in Schwung gebracht. Für eine Frühjahrskur ist der Löwenzahn bestens geeignet, denn er wirkt blutreinigend und verdauungsfördernd. Die Pflanze verfügt über wichtige Bitterstoffe und Gerbstoffe, die viel zu wenig bewusst durch die Nahrung aufgenommen werden. Das heutige Nahrungsangebot ist oftmals gesüßt, auch wenn man es nicht unmittelbar herausschmeckt.

**Löwenzahn-Tee aus getrockneten Blättern**

Einen gehäuften Teelöffel getrocknete Blätter auf eine Tasse mit ½ Liter kochendem Wasser überbrühen und 10 Minuten ziehen lassen.

**Löwenzahn-Tee aus Wurzeln**

Unter kaltem, fließendem Wasser werden die Pfahlwurzeln abgeschrubbt, die kleinen Wurzeläste von der Hauptwurzel entfernt, klein geschnitten und getrocknet. Über Nacht wird ein gehäufter Teelöffel getrocknete Wurzeln auf ¼ Liter kaltem Wasser angesetzt.
Am Tag darauf wird der Tee erhitzt, kurz aufgekocht, und dann durch ein Sieb abgegossen und schluckweise getrunken. Über den Tag verteilt kann man ruhig 2 Tassen Tee trinken.

Getrockneter Löwenzahn als Tee getrunken, wirkt wohltuend und verdauungsfördernd. Er regt die Gallen- und Nierenfunktion an, unterstützt die Funktion der Leber, lindert Gicht, Rheuma und selbst bei einer Erkältung wirkt er entzündungshemmend in unserem Körper.

Für Menschen mit unreiner Haut, allgemeinen Hautproblemen und Akne ist Löwenzahn hilfreich durch seine blutreinigende Wirkung.

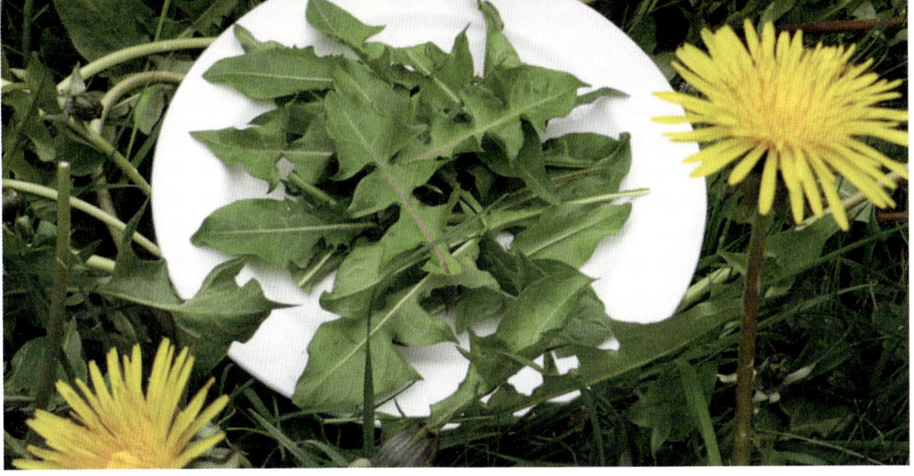

*Wertvoll von der Blüte bis zur Wurzel: der Löwenzahn*

## Löwenzahn zum Abnehmen

Wer abnehmen möchte, für den ist Löwenzahn genau die richtige Pflanze. Durch seine entschlackenden, wassertreibenden und blutreinigenden Eigenschaften entgiftet die Pflanze unseren Körper, stärkt unter anderem Leber und Galle und beugt Entzündungen vor.

Entweder isst man ab Frühjahr täglich eine kleine Handvoll junger frischer Blätter klein geschnitten (ähnlich wie Schnittlauch) auf einer Scheibe Brot oder als Salat. Auch unter andere Salate gemischt – einmal wöchentlich. Wem das alles zu bitter ist, der kann 4–8 Wochen täglich 1 große Tasse frischen Löwenzahn-Tee trinken.

## Löwenzahn-Bäder für Haut und Gelenke

Wer größere Hautprobleme (unreine Haut) hat oder unter Rheuma leidet, kann sich ab Frühjahr hin und wieder mit einer Handvoll frischen Löwenzahnblättern ein wohltuendes Wannenbad gönnen. Die Haut ist für den chemiefreien Gesundheitsschub dankbar und fühlt sich danach gut an. Auch so mancher Pickel ist dann chancenlos, weiter zu wachsen. Für Rheuma-Geplagte wirkt so ein Löwenzahnbad entspannend und wohltuend.

# Küchenschatz

## Löwenzahn-Sirup

Für einen schmackhaften Sirup/Honig werden die leuchtend gelben Blüten gesucht. Einen größeren Topf füllt man fast bis zum Rand mit Löwenzahnblüten, übergießt diese mit Wasser bis sie abgedeckt sind, lässt alles ganz kurz aufkochen und anschließend abgedeckt über Nacht stehen. Am nächsten Tag schüttet man die Blüten durch ein Sieb, drückt sie fest mit den Händen aus. Den abgeschütteten und ausgedrückten Löwenzahnsaft lässt man bei kleiner Hitze kurz aufkochen, rührt 1 kg Rohzucker darunter und läßt unter ständigem Rühren bei kleiner Hitze die Flüssigkeit auf dem Ofen/Herd etwas einköcheln, bis sie die gewünschte Dicke hat (Löffeltest). Wegen der besseren Konservierung rührt man zum Schluss den Saft einer halben Zitrone darunter. Je nach Art – Sirup oder Honig – wird die warme Flüssigkeit in Flaschen/Gläsern abgefüllt und verschlossen, um dann im Laufe der Zeit den köstlichen und gesunden Sirup zu verzehren.

## Löwenzahn-Salat

Die zarten frischen Blätter werden vor der Blüte auf den Wiesen gepflückt (nicht kultivierte Blätter), unter kaltem Wasser gereinigt und danach zu einem leckeren Salat verarbeitet oder als Beigabe zu Speisen genutzt. Weil der Geschmack durch die Bitterstoffe etwas herb ist, kann man sie auch unter andere Salate mischen, oder je nach Geschmack mit Olivenöl, Zitrone, Salz, Pfeffer und Honig als Zugabe in Form von Dressings verfeinern. Sehr lecker schmeckt der Salat mit kleinen in Würfel geschnittenen und gebratenem Schinkenspeck oder mit etwas Milch zubereitet. Als Beilage zu Salzkartoffeln mit Geflügelleber oder Bratwurst ein kulinarischer Genuss! Der Frühjahrssalat soll 7-mal (7 Wochen lang) zur Blutreinigung gegessen werden.

Bild rechts: *Löwenzahnblüten für Sirup oder Honig*

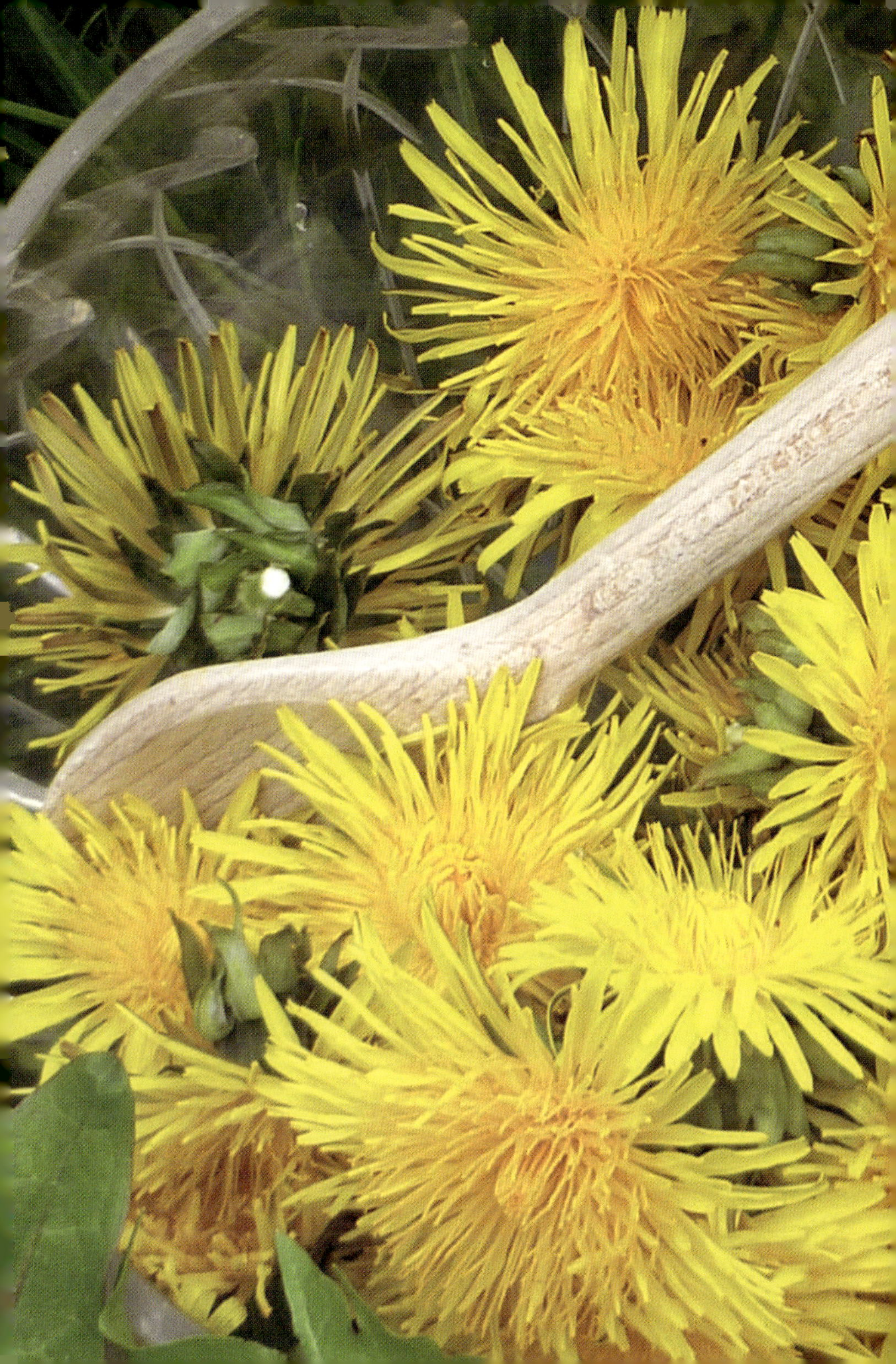

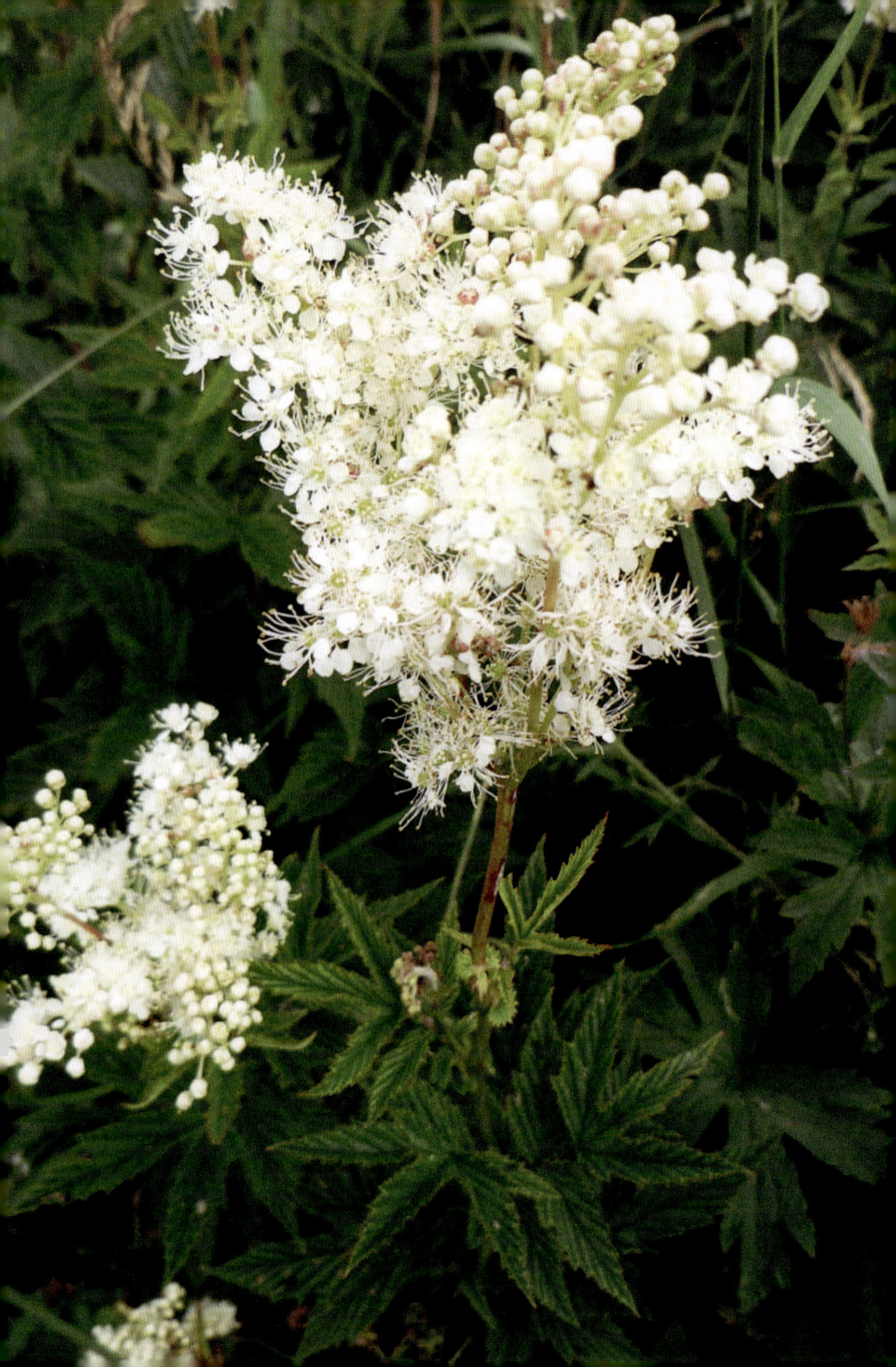

# Mädesüß *(Filipendula ulmaria)*

**Vorkommen:** kleine Bachläufe, Uferböschungen, feuchte Wiesen, Bergwiesen
**Blüte:** Juni bis August
**Sammelzeit:** Juni bis Oktober
**Verwendetet Pflanzenteile – frisch und getrocknet:** Blüte und Blätter
**Wichtige Inhaltsstoffe:** ätherische Öle, Zitronensäure, Flavonoide, Glykosid, Quercitin, Zitronensäure, Salicylsäure, Gerbstoffe, Schleimstoffe

## Hausapotheke

Das nicht zu übersehende fast bis 150 cm hohe Mädesüßkraut – auch als Wiesenkönigin bezeichnet – wird mit den wertvollen, helfenden Inhaltsstoffen ihrem Namen voll gerecht. In mancher Gegend nennt man die Pflanze auch Krampfkraut oder Ziegenbart. Sie schmückt im Sommer mit ihren zarten, weißgelblichen, buschigen Blüten viele Wiesen. Der aromatische Duft des Mädesüß erinnert uns in der Wahrnehmung sofort an einen lieblichen Mandelgeruch. In vielen mittelalterlichen Speisen und Getränken wurde die Pflanze zum Süßen eingesetzt, worauf sich auch der Name Mädesüß – Met-Süße – zurückführen lässt. Bei alten Kulturen, den Kelten und Germanen, fand das Mädesüß seine Verehrung als eine heilige Pflanze, weil sie vor bösem Zauber und jeglichem Unheil schützen sollte. Weil die getrockneten Blüten vom Mädesüß ähnlich wie bei Holunderblüten unter anderem schweißtreibende Inhaltsstoffe besitzen, werden sie als Tee bei Erkältungserscheinungen, Kopfschmerzen und zum Fieber senken verwendet. Mit Mädesüßtee können Gallenkoliken, Gicht, Rheuma, Nieren- und Blasenschmerzen gelindert und kuriert werden. Außerdem verbessert sich das Wasserlassen.

### Mädesüß-Tee

Zwei Teelöffel getrocknete oder frische Blüten und Blätter in einer großen Tasse mit kochendem Wasser überbrühen und 10–15 Minuten ziehen lassen. Es sollten bei Bedarf täglich über den Tag verteilt 1–2 Tassen getrunken werden.

### Mädesüß-Erkältungs-Tee – gemischt

5 Esslöffel Mädesüß
5 Esslöffel Holunderblüten
5 Esslöffel Lindenblüten
5 Esslöffel Brombeerblätter, alles zusammen mischen und bei Bedarf 1 Teelöffel auf eine große Tasse mit kochendem Wasser überbrühen.
10 Minuten ziehen lassen und 3-mal am Tag so warm wie möglich trinken. Wer möchte, kann mit Honig nachsüßen.

## Küchenschatz

### Mädesüß-Himbeerbowle

1 Flasche trockener Sekt
1 Flasche trockener Weißwein
2 frische Büschel Mädesüß
Frische Himbeeren – Menge nach Bedarf – oder aus dem Glas mit Saft.
Eventuell etwas Zucker zum Nachsüßen.
Bis auf das Mädesüß werden alle Zutaten in ein Bowlengefäß gefüllt.
Die Mädesüßblüten im Ganzen mit etwas Stiel (ca. 15 cm) wickelt man in Alufolie, sticht dann mit einer Gabel kleine Löcher in die Folie und hängt diese mit den Blüten in die Bowle. Alles zusammen lässt man mindestens 3 Stunden ziehen und sehr kühl stehen.

Anschließend die Folie mit dem Mädesüß entfernen und fertig ist eine leckere, leichte, aber aromatische Bowle.

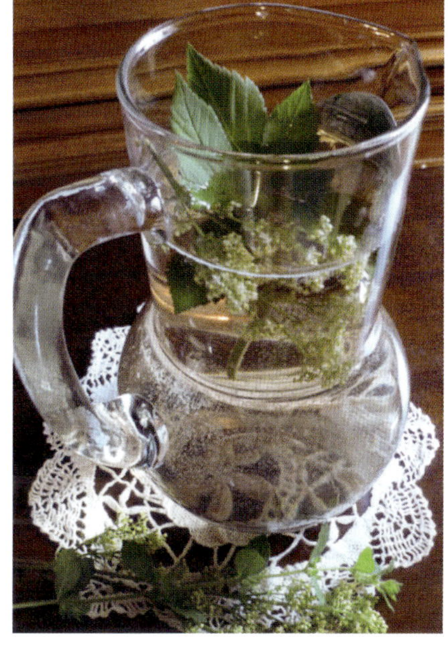

Mädesüß-Tee: heiß oder kalt ein Genuß

## Mädesüß in Rotwein als Marmelade

5 große Blütenbüschel in einen Topf geben und mit 2 Flaschen Rotwein übergießen. Alles abgedeckt eine Nacht ziehen lassen. Am nächsten Tag den Rotwein mit den Blüten 5 Minuten leicht köcheln und wieder einen halben Tag stehen lassen.
Danach alles durch ein feines Sieb in einen Topf umgießen. Anschließend nur den Rotwein erneut erhitzen, dazu eine halbe Zitrone ausdrücken und den Zitronensaft in den Rotwein geben. Zum Schluss die entsprechende Menge Gelierzucker (siehe Verpackung) unterrühren und fertig ist eine sehr aromatische und schmackhafte Marmelade.

## Naturstrauß

Mädesüßzweige, Rainfarn, Lavendel, Schafgarbe, Korn und Hafer, als Trockenstrauß in eine große Bodenvase ohne Wasser gestellt, vertreiben die Insekten. Der Anblick ist nicht nur schön fürs Auge, beim Betrachten der selbstgesuchten Pflanzen holt man sich an grauen Herbsttagen auch ein Stück vom Sommer in seine Wohnung zurück.

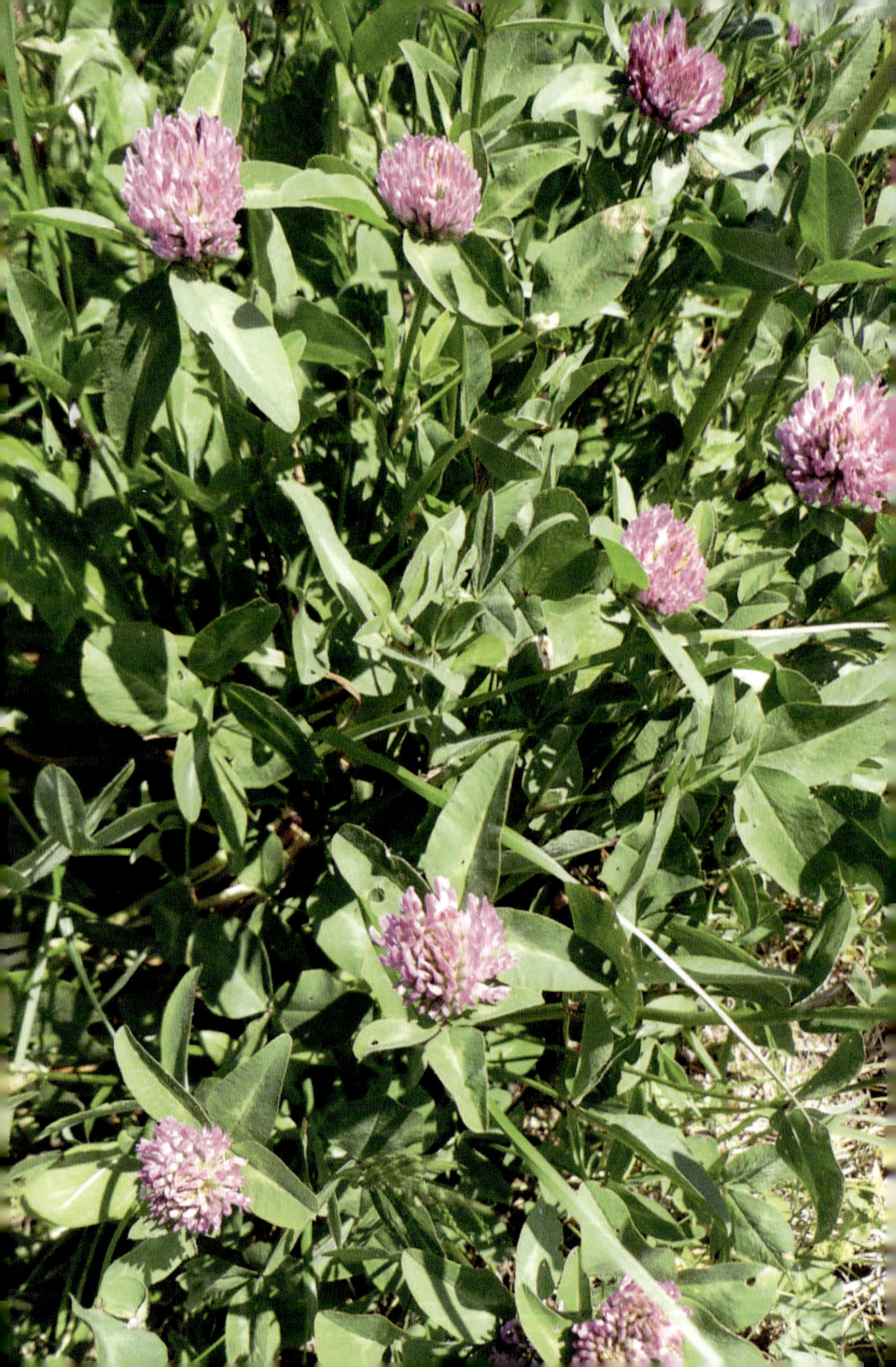

# Rotklee/Wiesenklee *(Trifolium pratense)*

In anderen Regionen auch Honigklee und Hummelslust genannt.

**Vorkommen:** Wiesen, Wiesenränder, Gärten, Parks, Ackerränder
**Blüte:** Mai bis September
**Sammelzeit:** Mai bis September
**Verwendete Pflanzenteile – frisch und getrocknet:** Blüten
**Wichtige Inhaltsstoffe:** ätherische Öle, Gerbstoffe, Glykoside, phenolische Substanzen, Proteine, Isoflavone, Asparagin, Fett, Wachs, Eiweiß, Xanthin, Spurenelemente

## Hausapotheke

Wer glaubt, dass der eiweißreiche Wiesenklee, auch Hummelslust genannt, nur für Bienen, Insekten und andere Futtertiere auf der Wiese wächst, ist schwer im Irrtum. Mit seinen Inhaltsstoffen kann er viele Beschwerden lindern und Heilungsprozesse positiv beeinflussen. Der Rotklee besitzt sehr wirksame Phytoöstrogene, die seit alters her zur Linderung von Beschwerden beim Klimakterium der Frauen eingesetzt werden. Während der Stillzeit kann Rotkleesalbe die Brust weicher machen und für einen besseren Milchfluss sorgen. Die Pflanze wirkt vorbeugend bei Gefäßerkrankung, ist blutreinigend und regt eine bessere Leber- und Gallenfunktion an. Für Gicht und Rheuma wird Rotklee ebenfalls in der Volksheilkunde empfohlen. Nach neusten Studien verlangsamt oder verhindert der Rotklee das Wachsen von Tumoren, Geschwüren und Hautwucherungen. Er wirkt beruhigend auf das gestresste Nervenkostüm, lindert Kopfschmerzen und nimmt Ängste.

### Rotklee-Tee

Auf eine große Tasse einen Esslöffel getrocknete Blüten und Blätter mit kochendem Wasser überbrühen, 10 Minuten ziehen lassen. Danach 1–2 Tassen über den Tag verteilt 4 Wochen lang trinken.

### Umschläge mit Rotklee

Für Brustentzündungen durch Stillen oder verhärtete Brüste, Schmerzen durch Gicht oder Rheuma wirken Umschläge mit Rotklee schmerzlindernd. Den Sud für Umschläge bereitet man wie einen Tee zu und lässt ihn bis zur Anwendung etwas abkühlen.

### Rotklee-Waschungen

Bei Scheidenpilzen, die manchmal durch heftiges Jucken sehr unangenehm sind, können mit abgekühltem Tee Waschungen oder Spülungen angewendet werden. Wenn sich nach drei Tagen aber kein Erfolg einstellt, dann unbedingt einen Frauenarzt oder Allgemeinmediziner konsultieren.

### Rotklee-Fußbad oder Umschläge

Bei Fußpilz soll ein Fußbad mit einem Rotkleesud oder mit Umschlägen zweimal wöchentlich hilfreich sein.

## Küchenschatz

### Blütenhonig

Gepflückt werden nur die roten, süßen Kleeblüten. Viele Wiesen sind im Sommer eine Augenweide, wenn die roten leuchtenden Blütenköpfchen schon aus der Ferne zu sehen sind. Der Blütenhonig ist gesund, wirkt blutreinigend, lässt Erkältung und Husten leichter verschwinden und sorgt für eine gute Verdauung. Für Sirup nimmt man einen größeren Topf, gibt 1 l kaltes Wasser und zwei Hände voll Rotkleeblüten hinein. Alles bleibt über Nacht abgedeckt stehen. Danach lässt man das Wasser mit den süßen Blüten 5 Minuten kochen. Anschließend den Klee abgekühlt in einen anderen Topf durch ein Sieb abgießen und ausdrücken. Den aufgefangenen Sud erneut zum Kochen bringen, eine kleine halbe Zimtstange und 5 Scheiben einer halben Zitrone mit hinein geben und 1 kg braunen Zucker hinzu schütten. Alles zusammen lässt man auf kleiner Flamme ganz langsam einköcheln, unter gelegentlichem Rühren. Wenn die Flüssigkeit dick genug ist (Löffeltest), den Topf vom Herd nehmen und den schmackhaften Rotkleesirup in Flaschen abfüllen und fest verschließen.

**Rotklee-Salat**

Rotkleeblüten kann man unbedenklich zu jedem frischen Salat dazugeben. Auf eine Schüssel für 4 Personen nimmt man ca. 30 Blüten, die unter kaltem fließendem Wasser abgespült werden. Da das Auge bekanntlich mitisst, sehen die roten Blütenfarbtupfer in grünen Salaten nicht nur appetitlich aus, sondern bereichern viele kulinarische Gerichte mit ihren Vitaminen, ätherischen Ölen, Spurenelementen und eiweißreichen Inhaltsstoffen. Wer Fantasie hat, kann Rotkleeblüten auch als Nahrungsergänzung unter andere Salate wie Wurst- und Fleischsalat geben. Nur müssen Salate oder Gerichte mit frischen Wildkräutern immer gleich verzehrt werden, denn alle frischen Kräuter sind nicht zum längeren Aufbewahren gedacht. Und manchmal gibt es unter den Kräutersammlern sogar richtige Glückspilze, die im Wildkräutergarten ihre ganz persönlichen 4-blättrigen Kleeblättchen finden.

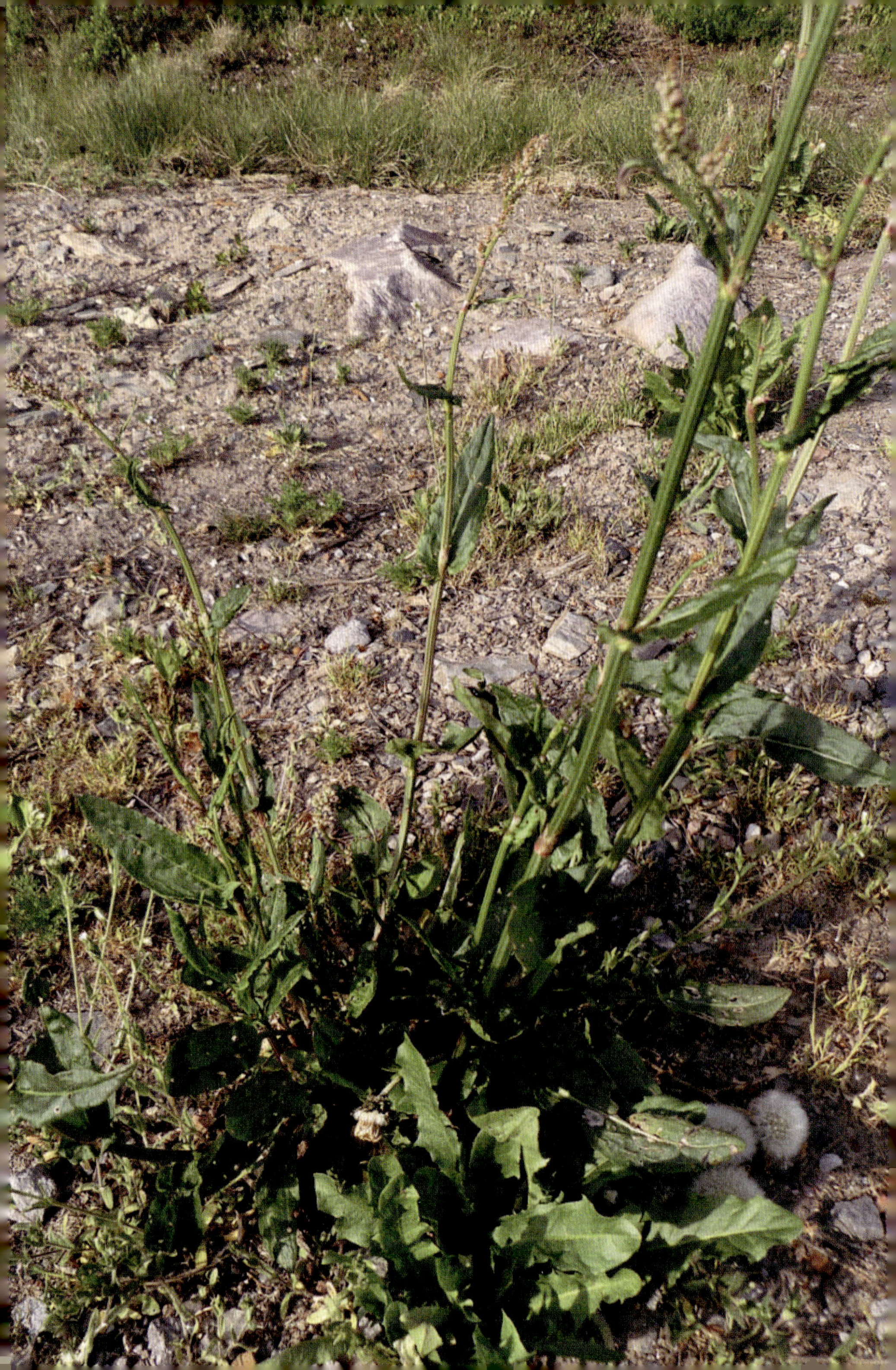

# Sauerampfer *(Rumex acetosa)*

**Vorkommen:** Wiesen, Wälder, Wegränder
**Blüte:** April bis Mai
**Sammelzeit:** April bis September
**Verwendete Pflanzenteile – frisch oder getrocknet:** Blätter vor der Blüte
**Wichtige Inhaltsstoffe:** Magnesium, Calcium, Vitamin A, B, C, E, Phosphate, Eisen, Natrium, Kalium, Carotin, Oxalsäure

## Hausapotheke

Sauerampfer hat zahlreiche wertvolle Inhaltsstoffe. Er stärkt das Immunsystem mit seinen Abwehrkräften, löst Verschleimungen und wirkt entzündungshemmend. Er wächst fast überall in Gärten und auf Wiesenflächen. Schon immer wurde der etwas säuerliche Sauerampfer zur Nahrungsergänzung von Gemüsegerichten, Kräutersoßen und frischen Salaten verwendet. Er wirkt als Appetitanreger, stärkt die Abwehrkräfte, ist blutreinigend, regt die Harnfunktion an und ist eine Wohltat für die Leber. Nur Menschen, die Nieren und Blasenprobleme haben und über Gicht und Rheuma klagen, sollten auf Sauerampfer ganz verzichten. Für ihre Gesundheit sind andere Wildpflanzen besser geeignet. Der Sauerampfer gehört in die Riege der Pflanzen, die gerne im Frühjahr zur Blutreinigung verwendet werden. Dazu gehören unter anderem Löwenzahn, Brennnessel, Birke und noch zahlreiche andere Wildkräuter.

### Sauerampfer-Tee

Bei Bedarf gibt man auf 1 Tasse 2 Teelöffel getrocknete Blätter, überbrüht diese mit kochendem Wasser und lässt alles 10 Minuten ziehen. Der Sauerampfer-Tee sollte warm getrunken werden.

### Sauerampferblätter

Wer z. B. beim Wandern oder mit dem Fahrrad durch kleine Stürze Schürfwunden und schmerzende Hautrisse hat oder sich kleinere Schnittwunden zuzieht, kann – wenn vorhanden – frische Sauerampferblätter auflegen und die betroffenen Stellen einreiben, ähnlich wie beim Spitzwegerich.

## Küchenschatz

Für Küchengerichte ist der Sauerampfer fast ein Tausendsassa. Bei seiner Verarbeitung muss man nur darauf achten, dass man nicht zu große Mengen davon nimmt, da er einen hohen Anteil von Oxalsäure besitzt, was im Zusammenhang mit der Zubereitung von Gerichten für Kinder zu beachten ist. Jede Kräutersoße kann mit ein paar frischen klein geschnittenen Blättchen verfeinert werden. Dabei sind der Kochfantasie kaum Grenzen gesetzt. Bei bekannten Soßen, wie z. B. der „Grünen Soße“ in Hessen, ist Sauerampfer als Zutat ein Muss.

### Sauerampfer-Frühjahrs-Soße

Zwei Handvoll Sauerampferblätter klein schneiden, in einen Topf mit ⅜ l Wasser geben, 10 Minuten kochen lassen, mit etwas Salz und Pfeffer würzen, danach pürieren und mit Schmand abrunden. Die leckere Frühjahrssoße passt zu jedem kurz gebratenen Fleischgericht und kann zusätzlich mit anderen Küchenkräutern ergänzt werden.

### Sauerampfer-Kräuterbutter

Ein gutes Stück Butter im warmen Zimmer auf einem Teller liegen lassen. Sehr fein geschnittenen Sauerampfer in die Butter drücken und anschließend zu kleinen Bällchen formen und in den Kühlschrank stellen.

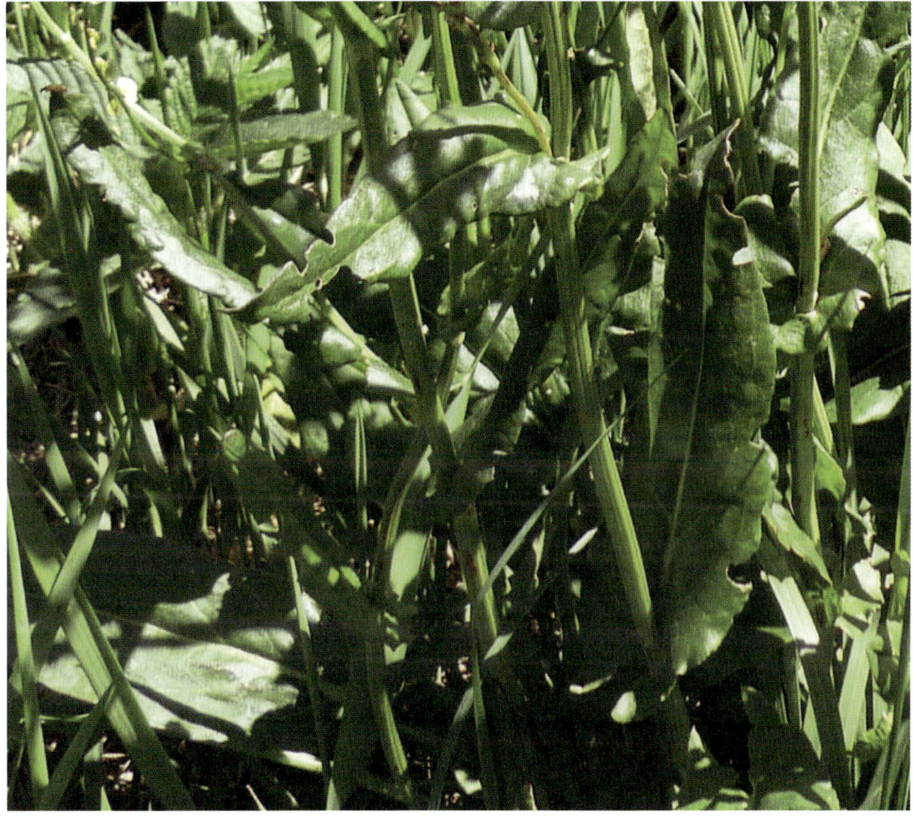

*Sauerampfer – ein Tausendsassa in der Küche*

Die Kräuterbutterbällchen schmecken nicht nur gut, sondern schmücken auch jedes Büffet. Ganz individuell können die Kräuterbutterbällchen noch mit anderen schmackhaften Wiesenkräutern ergänzt werden.

## Sauerampfer für Salate

In jeden frischen Tomaten-, Gurken-, Grünen oder anderen Salat kann immer eine kleine Handvoll frischer Sauerampfer klein geschnitten mit dazu gegeben werden. Somit entstehen kleine sehr gesunde Delikatessen.

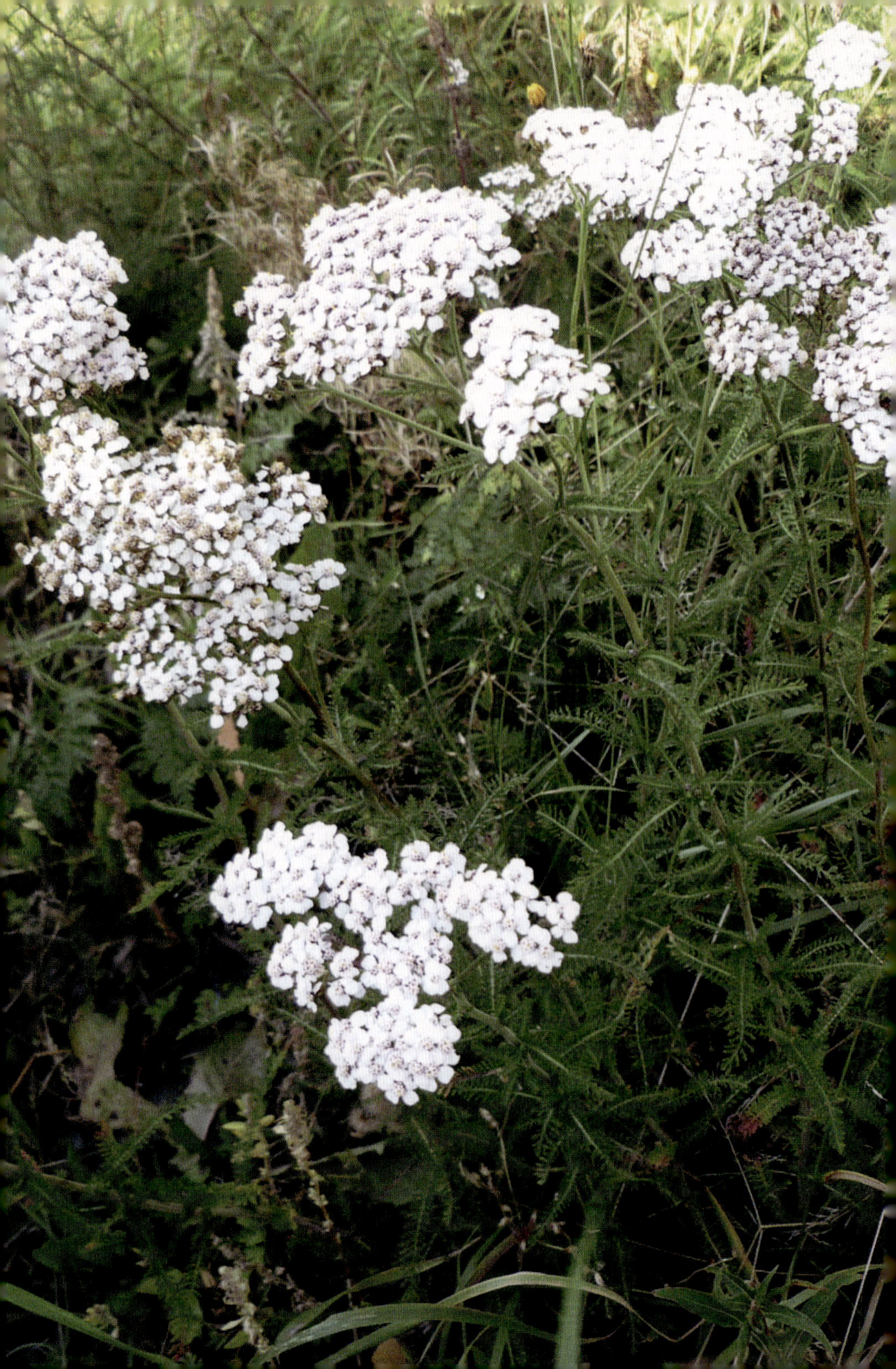

# Schafgarbe *(Achillea millefolium)*

Auch Achilleskraut und Bauchwehkraut genannt.

**Vorkommen:** Wegränder, Felder, Bergwiesen, trockene Wiesen, Feld- und Wiesenhänge
**Blüte:** Mai bis September
**Sammelzeit:** Mai bis September
**Verwendete Pflanzenteile – frisch und getrocknet:** Gesammelt wird die ganze Pflanze ohne Wurzel. Im kleinen Bündel wird die Heilpflanze an einem schattigen Ort getrocknet und danach mit der Schere zerkleinert.
**Wichtige Inhaltsstoffe:** Flavonoide, Harz, Inulin, Gerbstoffe, Mineralien, Kampfer, Sabinen, Pinene, Terpene, ätherische Öle, Cineol, Achillicin, Phosphate, Kalisalz, Nitrate

*„Ich blühe lange treu und brav,*
*und duldsam bin ich wie ein Schaf!"*

## Hausapotheke

Sicherlich hat der ausdrucksvolle Satz über die Schafgarbe seine Berechtigung. Mit den zahlreichen Inhaltsstoffen der Schafgarbe, die unter anderem einen sehr hohen Gerbstoffgehalt und viele Bitterstoffe besitzt, kann langfristig so manches Zipperlein sehr gut kuriert werden. Es ist die Pflanze für alle Frauenleiden (gesamter Unterleib), aber auch für vielerlei andere Beschwerden, wie zum Beispiel Bettnässen, Verdauungsprobleme, Darm-und Mastdarmbeschwerden, Koliken, Rheuma, Gicht,

Hämorrhoiden. Menschen mit Asthma und Ekzemen kann sie Linderung verschaffen. Sie wirkt positiv auf die Blutgefäße, bei Herzbeschwerden, hilft bei Schlaflosigkeit, wirkt beruhigend auf unser gesamtes Nervenkostüm, lindert Erkältungen und senkt das Fieber, wirkt entzündungshemmend und antibakteriell.

### Schafgarben-Tee

Bei Bedarf nimmt man von dem getrockneten Kraut der Schafgarbe 2 gehäufte Teelöffel auf ½ Liter Wasser. Es wird mit kochendem Wasser übergossen und 15 Minuten ziehen gelassen, anschließend so warm wie möglich getrunken.

### Schafgarben-Tee vorbeugend

Schafgarben-Tee kann wie so viele andere Kräutertees einfach schon vorbeugend für das allgemeine Wohlbefinden über einen Zeitraum von 4 Wochen täglich mit 1–2 Tassen getrunken werden. So stellt sich der Körper nicht nur generell auf die Pflanze ein, sondern wird immer wieder neu aktiviert. Es bieten sich natürlich auch wunderbare Kräuterteemischungen an.

### Schafgarbe fürs Bad

Für Menschen mit Ekzemen, Schuppenflechten und schlecht heilenden Wunden sind Bäder mit Schafgarbe empfehlenswert. Dazu benötigt man einen Liter Schafgarben-Tee, der dem Vollbad beigefügt wird.

### Schafgarbe für Umschläge und Spülungen

Ebenfalls können mit einem Liter abgekühltem Schafgarben-Tee schonende Umschläge bei Wunden, Hautausschlägen und bei Ekzemen angewendet werden.

Durch Spülungen bei Hämorrhoiden und im Intimbereich, können zudem Schmerzen und Entzündungen gelindert werden.

### Schafgarbe als Salbe

Bei Hämorrhoiden, Hautausschlägen, kleinen Wunden und Entzündungen kann mit einer Schafgarbensalbe geholfen werden. Dazu 500 g Melk- oder Schweinefett in einem Topf richtig erhitzen, 5 Dolden Schafgarbe hinein geben und das Ganze abgedeckt 5 Minuten leicht vor sich hin köcheln lassen. Anschließend den Topf vom Ofen/Herd nehmen und zwei Tage zum Durchziehen stehen lassen. Danach das Fett wieder, bis es flüssig ist, erhitzen und durch ein Sieb auf mehrere kleine Dosen oder Gläser abfüllen und verschließen. Bis zur Verwendung dunkel und kühl stellen.

## Küchenschatz

### Salate

Durch die starken ätherischen Öle der Schafgarbe ist der Geschmack der frischen Blüten sehr würzig und herzhaft und bietet sich geradezu als Ergänzung für Salate an. Dazu sucht man eine bis drei kleine frische Dolden (je nach Größe), zerkleinert diese mit den Händen oder zerschneidet sie mit dem Messer winzig klein und mischt eine Handvoll Blüten unter den fertigen Salat. Schafgarbe blüht fast den ganzen Sommer über, sodass man im frischen Kräutergarten der Natur immer fündig wird.

### Schafgarbentrunk – erfrischend und gesund

2 Liter abgekochtes Wasser oder aus Flaschen in einen Topf schütten, 2 große Dolden Schafgarbe hinein geben, dazu eine halbe ungespritzte Zitrone in Scheiben schneiden und einige Blätter Zitronenmelisse. Alles über Nacht abgedeckt ziehen lassen. Am nächsten Tag in Flaschen abfül-

len, im Kühlschrank bis zum Verzehren (innerhalb von zwei Tagen) kühl stellen und fertig ist ein leckerer, gesunder Kräutertrunk.

## Schafgarbenlikör mit Weißdorn

Im Alter ein Gläschen in Ehren kann niemand verwehren! Für eine bessere Durchblutung der Herzkranzgefäße und zur Stärkung des Herzen kann man im Alter ruhig mal ein kleines Gläschen Schafgarben-/Weißdorn-Likör zu sich nehmen. Dafür benötigt man 2 Liter 40%igen Klaren, eine kleine Handvoll Weißdornblüten und 4 Esslöffel braunen Zucker. Alles zusammen wird in eine große Flasche oder Glas gefüllt, gut verschlossen und warm in der Küche oder an ein sonniges Fenster gestellt. Etwas später als der Weißdorn blüht die Schafgarbe. Sobald sie sich in ihrem weißen oder manchmal auch rosafarbigen Blütenkleid zeigt, gibt man noch 2 kleine Dolden in die Flasche hinzu und verschließt sie. Alles zusammen lässt man 6 Wochen warm ziehen, sodass die ätherischen Öle sich gut entfalten können. Nach dieser Zeit wird der Kräuterlikör durch ein Sieb auf einzelne Flaschen abgefüllt und verschlossen.

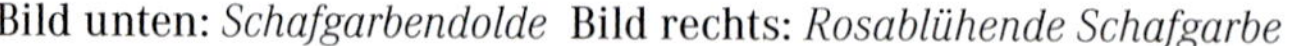

**Bild unten:** *Schafgarbendolde* **Bild rechts:** *Rosablühende Schafgarbe*

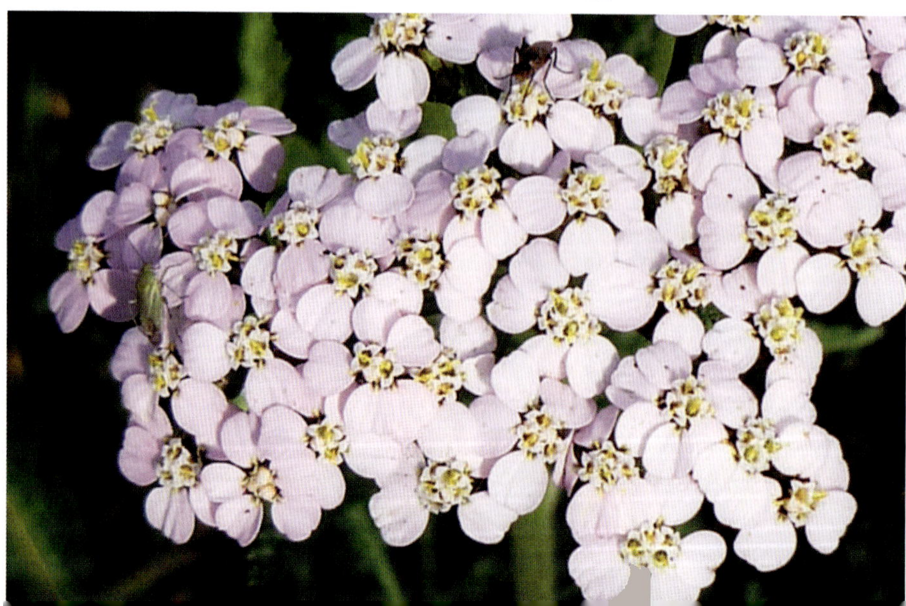

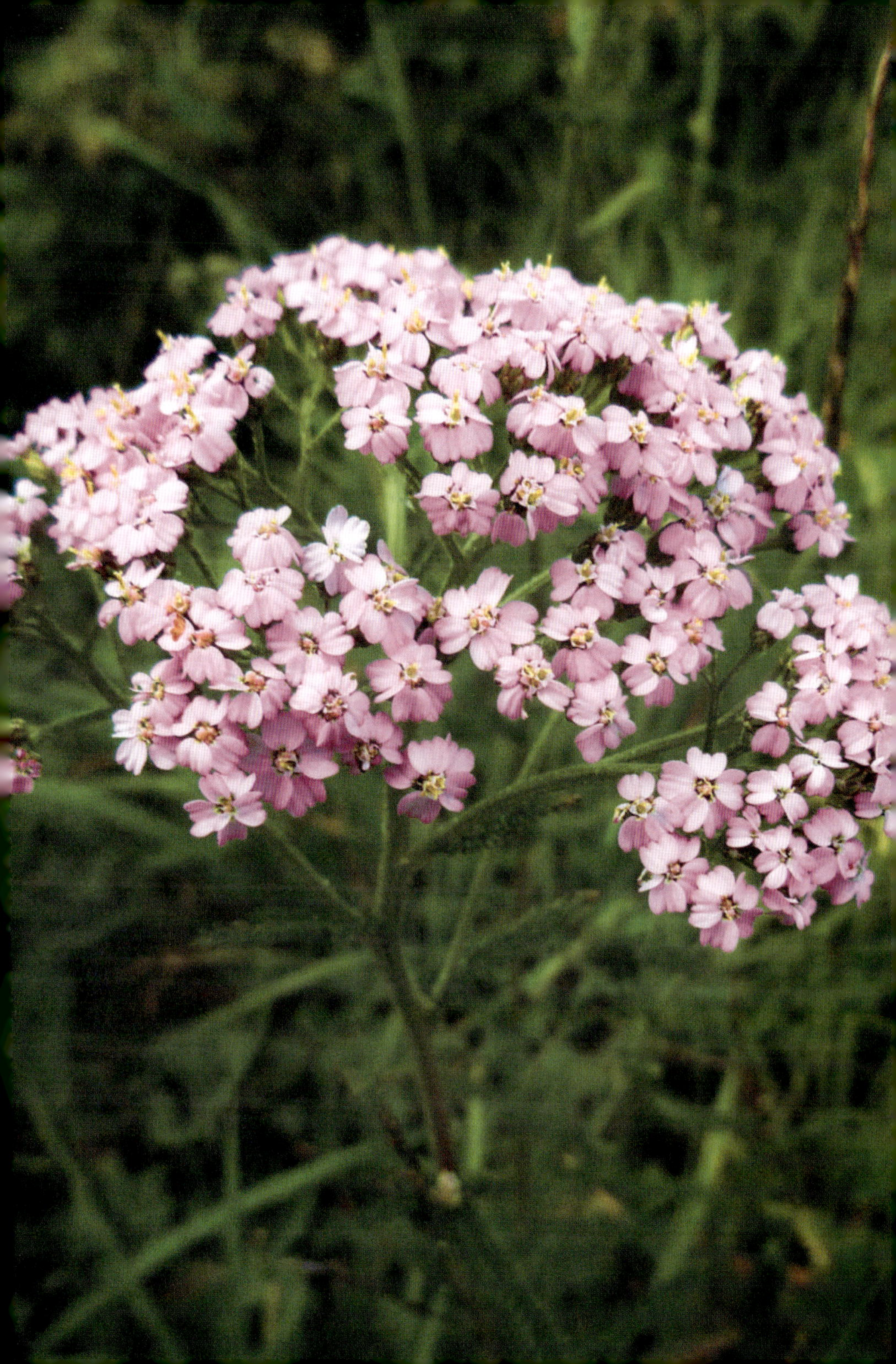

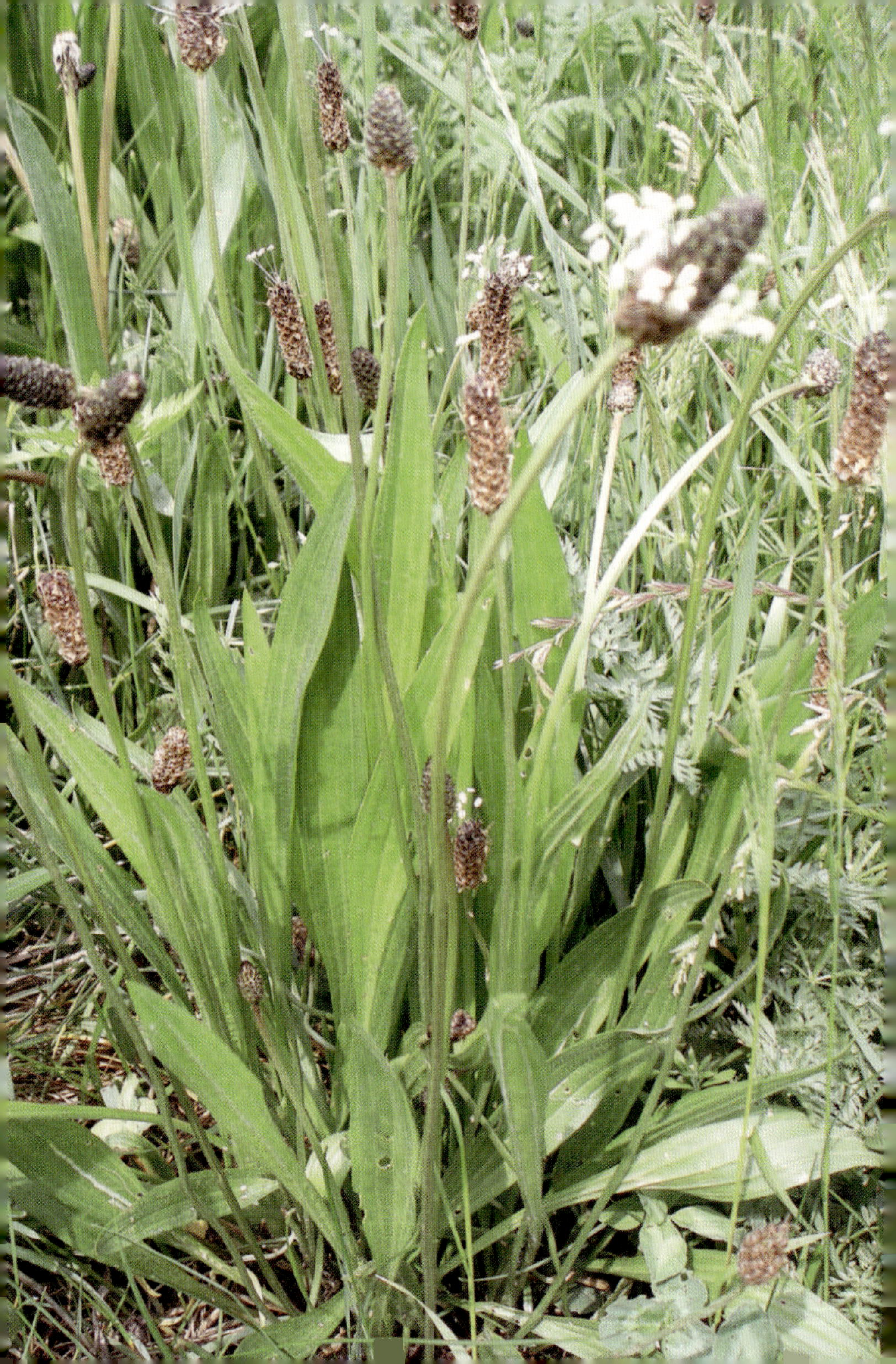

# Spitzwegerich *(Plantago lanceolata)*

**Vorkommen:** Weg- und Wiesenränder, Wiesen, Felder, Böschungen, Gärten

**Blüte:** Mai bis September

**Sammelzeit:** Juni bis September

**Verwendete Pflanzenteile – frisch und getrocknet:** Blätter nach der Blüte

**Wichtige Inhaltsstoffe:** Aucubin, Schleimstoffe, Gerbstoffe, Kieselsäure, Glykoside

## Hausapotheke

Viele unterschiedliche Heilpflanzen haben eine ähnliche Wirkungsweise für manches Wehwehchen und trotzdem gibt es unter ihnen die Pflanze oder das Kraut, welches in der Rangordnung ganz oben steht. Hier ist es der Spitzwegerich, den man unter allen Hustenkräutern ruhig als Spitzenreiter nennen kann. Er hat mit Abstand die besten Inhaltsstoffe, wie Aucubin, Kieselsäure, Schleimstoffe, Gerbstoffe, Glykoside für Krankheiten, die sich rund um den Husten drehen. Keuchhusten, Hustenanfälle, Heiserkeit, Bronchialkatarrhe, Lungenentzündung, generell für die Atmungsorgane und Erkältungen. Weil er besonders gut verträglich ist, wird er auch vorwiegend bei Kindern in Form von Hustensaft verabreicht.

### Spitzwegerich-Tee

Auf eine große Tasse gibt man 2 Teelöffel frischen klein geschnittenen oder 1 Esslöffel getrockneten Spitzwegerich, überbrüht ihn mit kochen-

dem Wasser und lässt den Tee 10 Minuten ziehen. Das Ganze bei Bedarf schluckweise bis zu 3 Tassen am Tag trinken.
Noch erfolgreicher ist der Kaltauszug als Tee vom Spitzwegerich. Dazu benötigt man wie oben schon erwähnt die gleiche Menge an frischem Spitzwegerichkraut, lässt alles im kalten Wasser über Nacht ziehen. Am nächsten Tag wird der Kaltauszug (Tee) nur erwärmt und über den Tag verteilt langsam getrunken.

### Umschläge und Bäder mit Spitzwegerich

Wegen der großartigen desinfizierenden und antibakteriellen Eigenschaften ist Spitzwegerich bestens geignet für Waschungen und Umschläge bei Wunden, die schlecht heilen, sowie bei Schwellungen, Akne, Insektenstichen, Scheidenentzündungen und anderen Entzündungen. Dazu wird ein Kaltauszug genommen, wie bei Tee aus den frischen Blättern und mit kaltem Wasser zubereitet, welcher am nächsten Tag erwärmt und verwendet wird.

### Spitzwegerich-Augenbad

Menschen, die ab und zu unter entzündeten Augen, Augenlidern und Augenrändern oder Überanstrengung durch das Arbeiten am Computer leiden, können mit dem Sud oder abgekühlten und ungesüßten Tee vom Spitzwegerich die Augen spülen oder mit einem getränkten Tupfer die Augen öfters leicht abtupfen.

### Spitzwegerich für unterwegs

Alt bekannt und immer wieder neu beschrieben wird: Wer bei einem Aufenthalt im Freien von Insekten oder Bienen gestochen wird und Spitzwegerich zufällig in der Nähe wächst, pflückt sich schnell ein Blatt (aber nicht verschmutzt!), knickt es auseinander und bestreicht mit dem Pflanzensaft den Insektenstich. Durch die desinfizierenden und antibakteriellen Eigenschaften des Spitzwegerichs kommt es zu keiner größeren Schwellung.



**Hustensaft für Kinder**

In einen Steintopf, Glas- oder Porzellangefäß gibt man eine Handvoll frische Spitzwegerich-Blätter, so, dass der Boden bedeckt ist, darüber streut man mit dem Löffel eine Schicht Zucker, dann gibt man wieder eine Schicht frische Blätter und erneut eine dünne Schicht Zucker darüber und wieder frische Blätter und das immer weiter in Folge bis das Gefäß mit Spitzwegerich fast voll ist. Zum Schluss wird der Inhalt mit einem vorher mit 40%igem Alkohol gereinigtem Stein beschwert, welcher die Blätter zusammendrückt.

Danach wird das Gefäß mit Folie abgedeckt, warm gestellt und 8 Wochen stehen gelassen. Nach 8 Wochen haben wir einen gesunden Hustensaft-Sirup. Dieser wird auf kleine Flaschen abgefüllt und bis zum Gebrauch kühl und dunkel gestellt.

## Küchenschatz

Bei Küchengerichten findet der Spitzwegerich (Blätter) fast überall seine Verwendung. Frisch und klein geschnitten kann er unter jegliche Art von Salaten gegeben werden. Auch schmackhafte Kräutersoßen lassen sich mit ihm verfeinern. Als Gemüse kann er wie Spinat oder Giersch verarbeitet, zubereitet oder anderen Blattgemüsearten beigemischt werden.

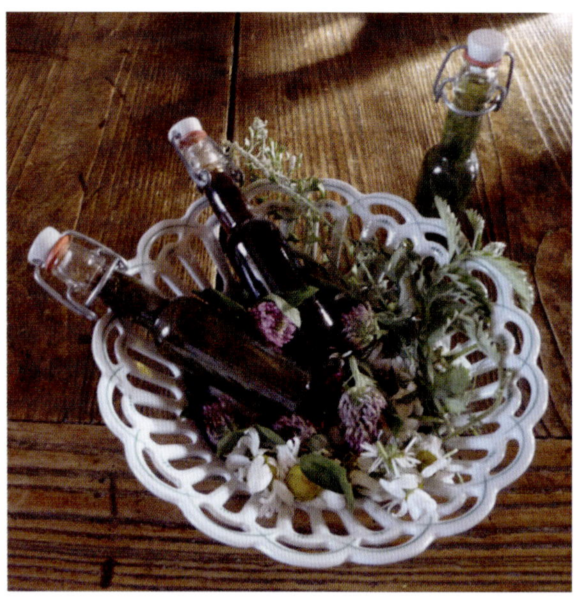

*Kräuter-Potpourri*
Bild rechts: *Kräutervesper*

## Panierte Spitzwegerichblätter

Panierte Spitzwegerichblätter werden wie ein Schnitzel zubereitet. Ein Ei in eine Schale geben und es verquirlen. Auf einen anderen Teller Paniermehl schütten und nach dem eigenen Geschmack mit etwas Kräutersalz und Pfeffer würzen. Anschließend die frischen Spitzwegerichblätter durch das Ei ziehen und dann im Paniermehl drehen. Die panierten Blätter werden in eine flache Pfanne mit gutem Speisefett oder Öl gelegt, welches schon vorher erhitzt wurde. Alle Blätter werden von jeder Seite kurz goldgelb leicht knusprig angebrutzelt und dann vom Herd genommen. Mit dem leichten und gesunden Sommergemüse können Speisen ergänzt werden. Er kann auch als Beilage zu Kartoffel,- Reis,- und Nudelgerichten gereicht werden. Übrigens, in wessen Umgebung nur der Breitwegerich zu finden ist, der kann mit ruhigem Gewissen auch diesen verwenden, denn er hat ähnliche Eigenschaften wie sein Kollege Spitz.

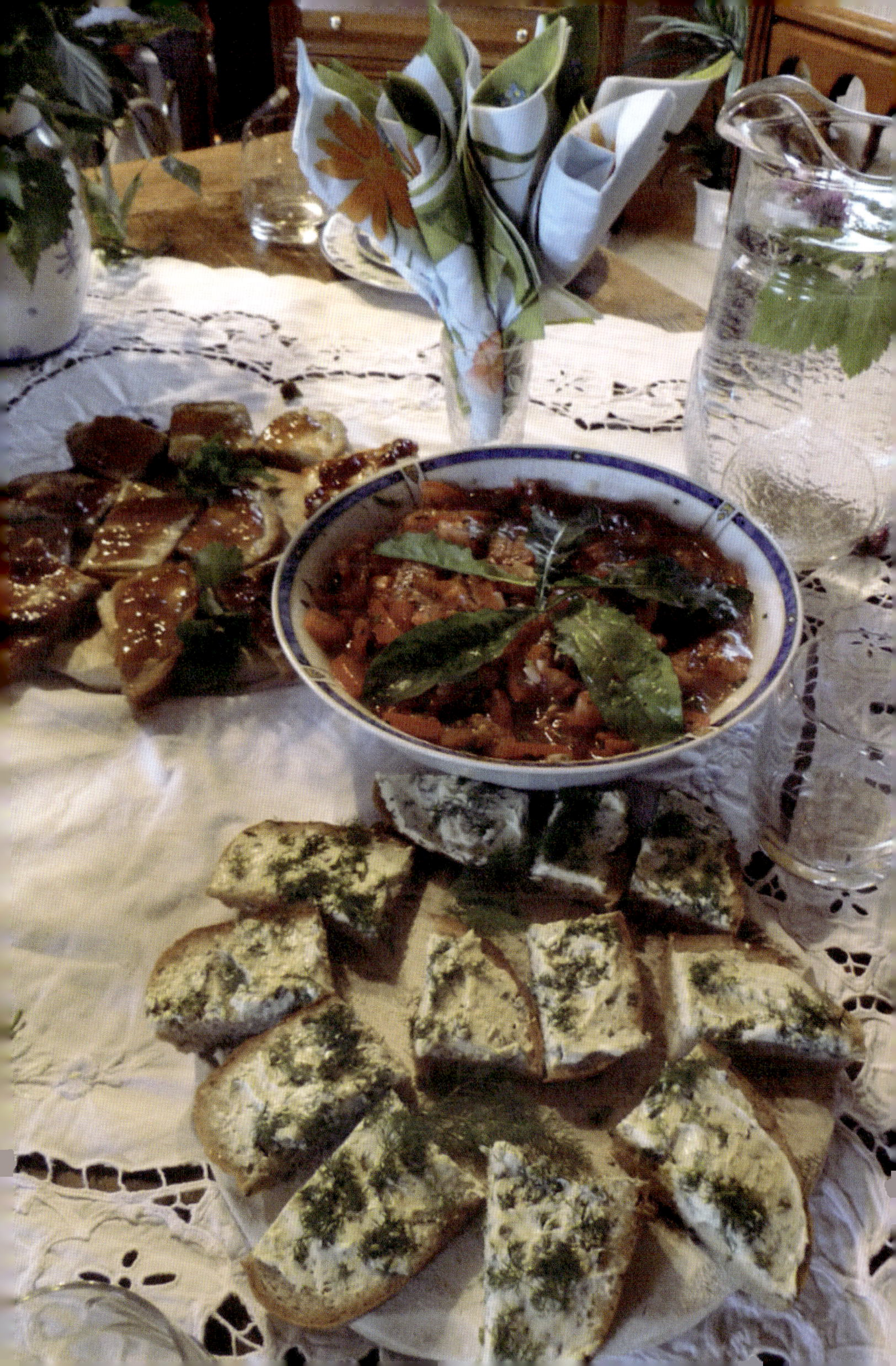

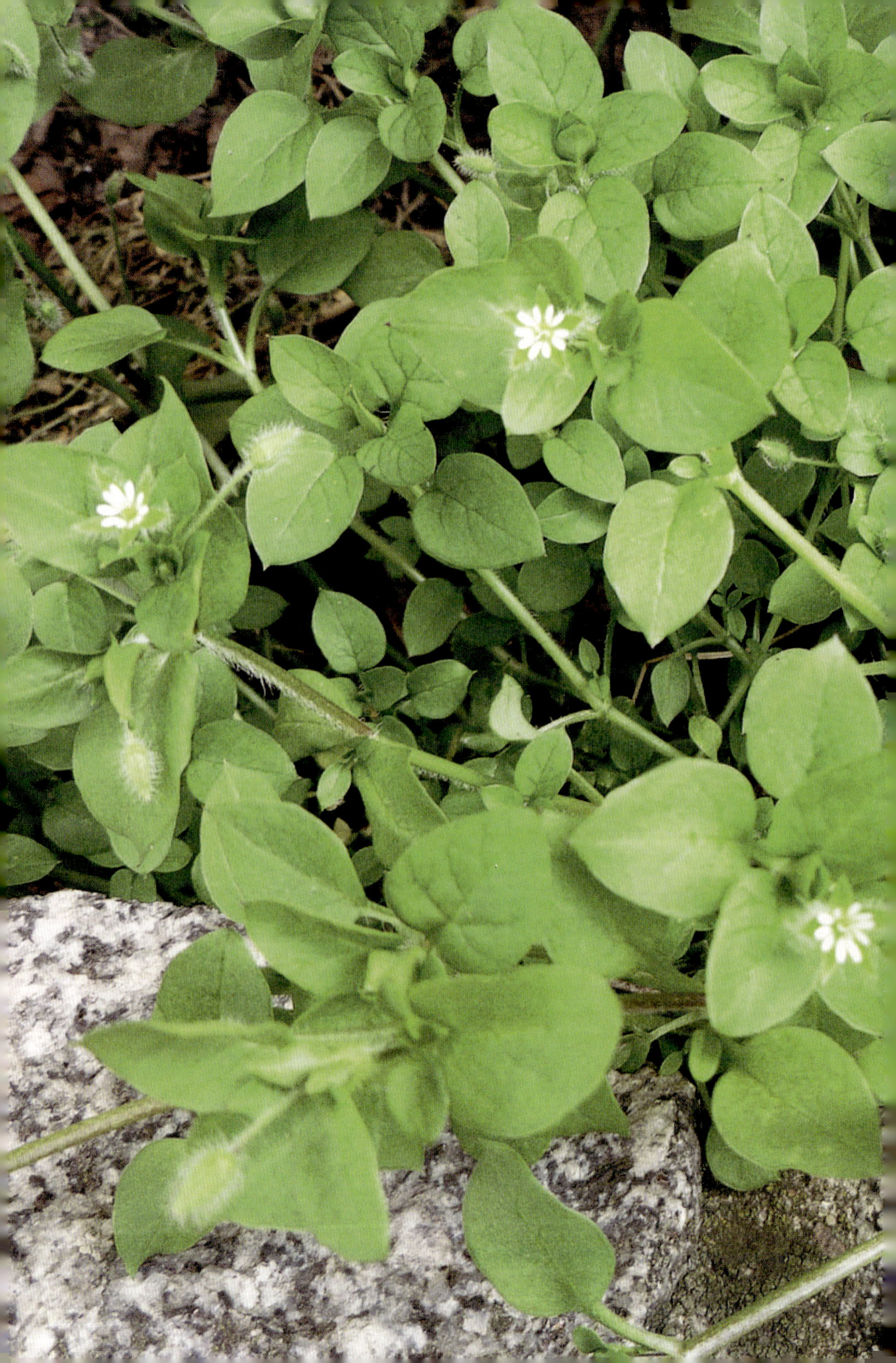

# Vogelmiere *(Stellaria media)*

Auch Sternenkraut genannt.

**Vorkommen:** Wald und Wiesenränder, sonnige Plätze, Gärten, Wiesen
**Blüte:** April bis Oktober
**Sammelzeit:** April bis Oktober
**Verwendetet Pflanzenteile – frisch und getrocknet:** ganze Pflänzchen, solange frisch geerntet werden kann, aber ohne Wurzel
**Wichtige Inhaltsstoffe:** Flavonoide, Saponine, Cumarine, Vitamine, Zink, Mineralien, ätherische Öle, Schleimstoffe, Oxalsäure

## Hausapotheke

Leider sehen viele Menschen aus Unkenntnis die Vogelmiere nur als lästiges Unkraut an. Dabei hat die kleine unscheinbare Pflanze, ähnlich wie die Vogelbeere, mit den höchsten Vitamin-C-Gehalt unter den Wildkräutern aufzuweisen. Darüber hinaus bietet die Vogelmiere weitere wichtige Inhaltsstoffe und Spurenelemente, wie das wertvolle Zink, Eisen, Magnesium und wertvolle Öle, auf die unser Körper nicht verzichten kann. Sie regen den Stoffwechsel an, helfen die Frühjahrsmüdigkeit zu überwinden, lindern Wechseljahresbeschwerden, unterstützen die Heilung bei Bronchitis, wirken positiv auf Gicht und Rheumabeschwerden und sorgen für eine gute Haut. Am besten ist es, wenn man Vogelmiere frisch zu sich nehmen kann. Aber auch getrocknet und zu Tee verarbeitet, ist sie von Nutzen.

**Achtung!** Während der Schwangerschaft sollte auf Vogelmiere gänzlich verzichtet werden!

### Vogelmiere-Tee

Auf eine große Tasse gibt man einen Esslöffel getrocknete oder frische Vogelmiere, überbrüht sie mit kochendem Wasser, lässt den Tee 10 Minuten ziehen und trinkt bei Bedarf täglich eine Tasse davon.

### Vogelmiere für Umschläge, Waschungen und Bäder

Für Umschläge gibt man auf 1 Liter kochendes Wasser 2 Hände voll frische Vogelmiere oder 6 Esslöffel getrocknetes Kraut, lässt alles kurz aufkochen und schüttet dann den abgekühlten Sud durch ein Sieb. Die Umschläge eignen sich sehr gut bei Erkrankungen der Haut, starkem Juckreiz von Neurodermitis, Afterjucken, Hämorrhoiden, Geschwüren, Wunden, Ekzemen und für die Augen zum Waschen oder Betupfen bei Gerstenkörnern. Nach dem gleichen Prinzip kann man die gleiche Menge des Vogelmieresuds ebenfalls für ein wohltuendes Vollbad nutzen. Dadurch verschafft man sich zusätzlich eine angenehme Linderung bei Gicht, Rheuma und Gelenkschmerzen.

### Vogelmieren-Salbe

Für Menschen mit größeren Hautproblemen wie Akne, generellen Hautentzündungen, Ekzemen, Neurodermitis, Schleimbeutelentzündungen, Hämorrhoiden wirkt die Vogelmieren-Salbe sehr angenehm auf der Haut. Mit einfachen Mitteln kann eine Salbe schnell angefertigt werden. Dazu benötigt man 500 g Melkfett oder Schweinefett. In einem Topf wird das Fett auf dem Herd erhitzt und anschließend 2 Hände voll frische Vogelmiere hineingegeben und der Inhalt langsam kurz aufgekocht. Danach wird der Topf vom Herd genommen und abgedeckt zwei Tage stehen gelassen. Nach dieser Zeit wird das Fett wieder erwärmt und wenn es flüssig genug ist, alles durch ein Sieb in kleine Gläser oder Dosen abgefüllt, gut verschlossen und bis zum Verbrauch dunkel und kühl gelagert.

## Küchenschatz

In der Küche lässt sich mit frischer vitaminreicher Vogelmiere viel variieren und gestalten. Die Vogelmiere ist ein wahrer Vitamin-C-Spender. Hätten Sie gewusst, dass eine Handvoll frischer Vogelmiere den gesamten Tagesbedarf an Vitamin C abdeckt und die Verluste durch tägliches Ausscheiden von Spurenelementen auf ganz natürlich Art erneuert und bereichert? Vielleicht ging manch einer, wenn er dies wüsste, wieder öfters in seinen Garten oder in die Natur, um sich so den Weg in die Apotheke zu sparen.

### Vogelmieren-Quark

Ein altes Hausrezept sind Pellkartoffeln mit Quark, der mit etwas klein geschnittenen Zwiebeln, Knoblauch, Schnittlauch, Pfeffer und Salz gewürzt und verfeinert wird. Darunter gibt man eine Hand voll klein geschnittene Vogelmiere, welche gesund und nahrhaft zugleich ist.

### Vogelmieren-Salat

Ein Schälchen frisch gepflückte Vogelmiere unter kaltem Wasser waschen, die kleinen Wurzeln entfernen und anschließend so zubereiten, wie jeder gerne seinen Salat isst. Die erfrischende, nussig schmeckende Vogelmiere bereichert nicht nur jedes Mittagessen oder Abendbrot, sondern regt den gesamten Stoffwechsel an und verhilft zu einem Energieschub. Außerdem eignen sich andere Frühblüher, wie Gänseblümchen oder Gundermann in Verbindung mit Vogelmiere ebenfalls sehr gut zu einem anregenden und schmackhaften Frühlingssalat.

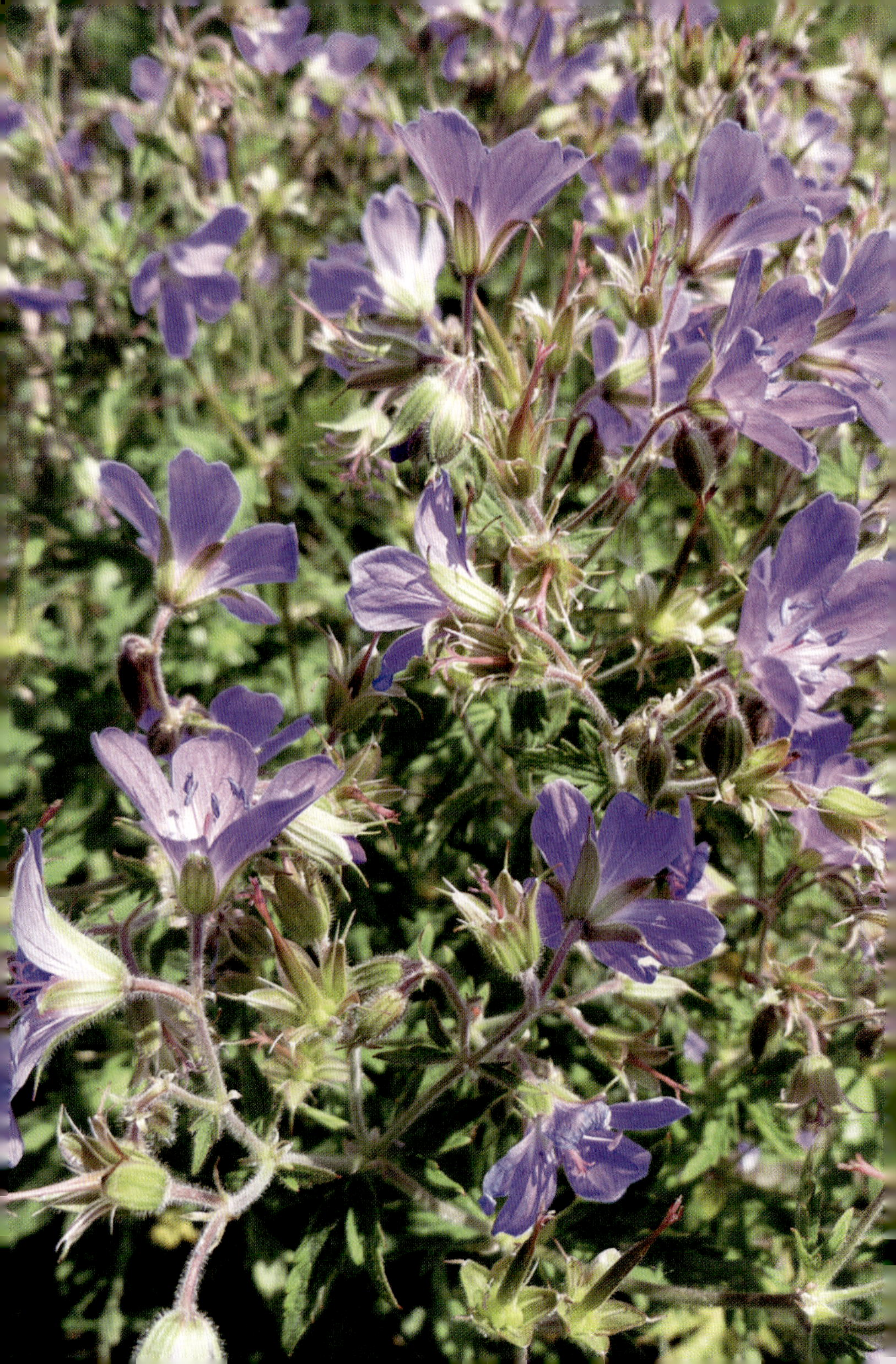

# Wiesenstorchschnabel *(Geranium pratense)*

**Vorkommen:** Rasenflächen, Wiesen, Gärten, nicht kultivierte Grünflächen

**Blüte:** Mai bis August

**Sammelzeit:** Frühjahr bis Spätsommer

**Verwendetet Pflanzenteile – frisch und getrocknet:** Blüte und Blätter frisch und getrocknet

**Wichtige Inhaltsstoffe:** ätherische Öle, Gerbsäure, Gereaniin

## Hausapotheke

Der Wiesenstorchschnabel bereichert im Frühjahr mit seinen frischen, etwas größeren Blüten, die bläulich, violett oder auch rot sein können, viele Wiesen und Wegränder. Sie geben uns einen Hauch von Frühsommer. Für die Hausapotheke in der Volksheilkunde wird er bei Angina, Schwankungen des Gemüts, schlechtem Schlaf, Fettleibigkeit, Gelbsucht, Darmgrippe, Fisteln, Hautgeschwüren und Ausschlag verwendet.

### Wiesenstorchschnabel-Tee

Auf eine große Tasse Tee gibt man einen Esslöffel getrocknetes Kraut und überbrüht es mit kochendem Wasser. Alles zusammen 10 Minuten ziehen lassen und schluckweise über den Tag 1–2 Tassen trinken.

### Wiesenstorchnabel für Umschläge und Waschungen

Für Fisteln, Hautgeschwüre und Hautausschläge wird der abgekühlte und ungesüßte Tee verwendet. Die entsprechenden Stellen werden damit leicht gewaschen oder mit Umschlägen versehen.

Ähnlich wie der Spitzwegerich kann der Wiesenstorchschnabel frisch zerdrückt und dann auf die betroffenen Hautstellen gerieben oder aufgelegt werden.

**Wiesenstorchschnabel für Vollbad bei Hautproblemen**

Eine Hand voll frische Blüten und Blätter auf einen Liter kaltes Wasser geben und über Nacht ziehen lassen. Am nächsten Tag dann kurz aufkochen und den Sud ins Badewasser schütten.

## Küchenschatz

Kulinarisch kann man die Blätter des Wiesenstorchschnabels als Wildgemüse verwenden und ihn ebenfalls mit verschiedenen Kräutern wie Giersch, Spitzwegerich oder auch anderen Gemüsearten ergänzen. Als Verzierung von Speisen sind die farbenkräftigen Blüten immer ein sehr schöner Blickfang.

---

## Literatur- und Quellenverzeichnis

Grudzielski, E.: Mein Thüringer Kräuterland, Peter Arfmann Verlag, Suhl 1997

Grudzielski, E.: Rund um den Fröbelturm Bd. 1, Geiger VA, Horb am Neckar 1992

Grudzielski, E.: Rund um den Fröbelturm Bd. 2, Geiger VA, Horb am Neckar 2000

Liebmann, E.: Wildpflanzen und Rezepte, Greifenverlag, Rudolstadt 2011

Liebmann, E.: Das Thüringer Kräuterland, Edition Burghügel Verlag, Rudolstadt 2012

Hertwig, H.: Gesund durch Heilpflanzen, Deutsche Buchgemeinschaft, Berlin 1938

Private Aufzeichnungen, Unterlagen und mündliche Überlieferungen

Eigene Rezepte und Erfahrungen

DVD-Sampler Grudzielski E.: „27 Heilkräuterrezepte“ erschienen 2007

| Anwendungen | Pflanzen |
|---|---|
| Abnehmen | Brennnessel, Echtes Labkraut, Gundermann, Löwenzahn |
| Abwehrkräfte | Sauerampfer |
| Afterjucken | Vogelmiere |
| Akne | Feldstiefmütterchen, Gänseblümchen, Gundermann, Kamille, Löwenzahn, Spitzwegerich, Vogelmiere |
| Angina | Feldthymian (Quendel), Kamille, Spitzwegerich, Wiesenstorchschnabel |
| Antibakteriell | Echtes Labkraut, Feldstiefmütterchen, Feldthymian (Quendel), Kamille, Schafgarbe, Spitzwegerich |
| Angstzustände | Rotklee, Schafgarbe |
| Appetitanregend | Bärwurz, Beifuß, Feldthymian (Quendel), Gänseblümchen, Löwenzahn, Sauerampfer |
| Arterien/Verkalkung | Brennnessel, Frauenmantel, Gundermann |
| Asthma | Frauenmantel, Feldstiefmütterchen, Schafgarbe |
| Atemwegserkrankungen | Feldstiefmütterchen, Kamille, Löwenzahn, Spitzwegerich, Vogelmiere, Wiesenstorchschnabel |
| Augen | Spitzwegerich, Vogelmiere |
| Ausschläge | Echtes Labkraut, Gundermann, Hirtentäschel, Kamille, Löwenzahn, Schafgarbe, Wiesenstorchschnabel |
| Bettnässen | Schafgarbe |
| Beruhigend | Kamille |
| Beruhigung des Nervensystems | Beifuß, Echtes Labkraut, Frauenmantel, Gundermann, Mädesüß, Rotklee, Schafgarbe |
| Blase/Harnwege | Bärwurz, Echtes Labkraut, Feldstiefmütterchen, Gänsefingerkraut, Gundermann, Kamille, Löwenzahn, Mädesüß, Schafgarbe, Wiesenlabkraut |
| Blasenkatarrh | Gänsefingerkraut, Kamille, Mädesüß |
| Blähungen/Kinder | Feldthymian (Quendel), Gänsefingerkraut, Kamille |
| Blockaden | Beifuß, Gänsefingerkraut |
| Blutdruck/Niedriger | Hirtentäschel |
| Blutdruck/Hoher | Hirtentäschel |
| Blutfluss | Beifuß, Echtes Labkraut, Hirtentäschel |
| Blutgefäße | Schafgarbe |
| Blutreinigung | Brennnessel, Feldstiefmütterchen, Gänseblümchen, Hirtentäschel, Löwenzahn, Rotklee, Sauerampfer |
| Blutstillend | Echtes Labkraut, Hirtentäschel |
| Bronchitis | Gundermann, Kamille, Mädesüß, Spitzwegerich, Vogelmiere |
| Brust | Frauenmantel, Wiesenrotklee |
| Darmprobleme | Bärwurz, Beifuß, Echtes Labkraut, Feldthymian (Quendel), Gänsefingerkraut, Kamille, Wiesenstorchschnabel |
| Darmkatarrh | Beifuß, Echtes Labkraut, Feldthymian (Quendel), Gänsefingerkraut, Kamille, Schafgarbe, Wiesenstorchschnabel |
| Desinfizierend | Kamille, Spitzwegerich |
| Durchblutung | Beifuß, Frauenmantel, Löwenzahn |
| Durchfall | Beifuß, Brennnessel, Frauenmantel, Gänsefingerkraut, Kamille |

| Anwendungen | Pflanzen |
| --- | --- |
| Ekzeme | Brennnessel, Echtes Labkraut, Feldstiefmütterchen, Gundermann, Hirtentäschel, Schafgarbe, Vogelmiere |
| Erkältung | Kamille, Löwenzahn, Mädesüß, Rotklee, Spitzwegerich, Schafgarbe |
| Erschöpfung/Ausgelaugtsein | Feldthymian (Quendel), Gundermann, Löwenzahn |
| Entgiftung | Brennnessel, Löwenzahn |
| Entschlackend/Entwässerung | Brennnessel, Echtes Labkraut, Frauenmantel, Gundermann, Löwenzahn |
| Entzündungshemmend | Feldthymian (Quendel), Frauenmantel, Gundermann, Hirtentäschel, Kamille, Löwenzahn, Schafgarbe, Sauerampfer, Spitzwegerich, Rotklee |
| Erbrechen/Übelkeit | Beifuß |
| Fettleibigkeit | Beifuß, Löwenzahn, Wiesenstorchschnabel |
| Fieber | Mädesüß, Schafgarbe |
| Frühjahrskur | Brennnessel, Gänseblümchen, Gundermann, Hirtentäschel, Löwenzahn |
| Frühjahrsmüdigkeit | Brennnessel, Gänseblümchen, Löwenzahn, Vogelmiere |
| Furunkel/Fisteln | Echtes Labkraut, Gundermann, Kamille, Löwenzahn, Wiesenstorchschnabel |
| Füße | Beifuß, Wiesenrotklee |
| Galle | Beifuß, Feldthymian (Quendel), Gänseblümchen, Gänsefingerkraut, Hirtentäschel, Löwenzahn, Mädesüß, Rotklee |
| Geburt | Bärwurz, Frauenmantel |
| Gemüt | Beifuß, Gundermann, Schafgarbe, Wiesenstorchschnabel |
| Geschwüre/Tumore | Gänsefingerkraut, Gundermann, Kamille, Rotklee, Schafgarbe ,Vogelmiere, Wiesenstorchschnabel |
| Gelenke/Ablagerungen | Brennnessel, Frauenmantel, Gundermann, Löwenzahn, Vogelmiere |
| Gicht | Bärwurz, Brennnessel, Frauenmantel, Gänseblümchen, Gundermann, Mädesüß, Löwenzahn, Schafgarbe, Vogelmiere, Rotklee |
| Grippe | Kamille, Mädesüß, Schafgarbe, Spitzwegerich |
| Haare | Brennnessel, Kamille |
| Hals | Feldthymian (Quendel), Frauenmantel, Kamille, Spitzwegerich |
| Hautstraffung | Frauenmantel, Vogelmiere |
| Hauterkrankungen, -probleme | Echtes Labkraut, Feldstiefmütterchen, Frauenmantel, Gänseblümchen, Gundermann, Hirtentäschel, Kamille, Löwenzahn, Rotklee, Vogelmiere, Wiesenstorchschnabel |
| Hautentzündungen | Beifuß, Brennnessel, Echtes Labkraut, Feldstiefmütterchen, Gänseblümchen, Gänsefingerkraut, Gundermann, Hirtentäschel, Kamille, Löwenzahn, Schafgarbe, Sauerampfer, Vogelmiere, Wiesenstorchschnabel |
| Hautwucherrungen/Geschwüre | Rotklee, Wiesenstorchschnabel |
| Hämorrhoiden | Brennnessel, Gänsefingerkraut, Kamille, Schafgarbe, Vogelmiere |
| Heiserkeit | Kamille, Feldthymian (Quendel), Spitzwegerich |
| Herz | Bärwurz, Gänsefingerkraut, Schafgarbe |
| Herzbeklemmungen | Gänsefingerkraut, Schafgarbe |
| Hexenschuss/Ischias | Echtes Labkraut, Gänsefingerkraut, Mädesüß |
| Herpes | Feldstiefmütterchen |
| Husten/Kinder | Feldstiefmütterchen, Feldthymian (Quendel), Kamille, Spitzwegerich, Rotklee |

| Anwendungen | Pflanzen |
|---|---|
| Ischias | Gundermann |
| Inhalieren | Kamille |
| Innere Unruhe | Beifuß, Gundermann, Rotklee |
| Insektenstiche | Spitzwegerich |
| Immunsystem | Sauerampfer |
| | |
| Kinderwunsch/Geburtshilfe | Bärwurz, Frauenmantel |
| Krampflösend | Echtes Labkraut, Gänsefingerkraut, Kamille |
| Krämpfe | Echtes Labkraut, Kamille, Gänsefingerkraut |
| Koliken | Beifuß, Gänsefingerkraut, Kamille, Mädesüß, Schafgarbe |
| Kopfgrind/Kinder | Feldstiefmütterchen |
| Kopfschmerzen | Mädesüß, Rotklee |
| | |
| Leber | Bärwurz, Gänseblümchen, Gundermann, Hirtentäschel, Löwenzahn, Rotklee, Sauerampfer, Wiesenstorchschnabel |
| Lungenentzündung | Spitzwegerich |
| | |
| Magen/Kinder | Kamille |
| Magenprobleme | Bärwurz, Beifuß, Echtes Labkraut, Feldthymian (Quendel), Gänsefingerkraut, Kamille, Mädesüß, Schafgarbe |
| Magengeschwüre | Gänsefingerkraut |
| Magenschmerzen/Drücken | Beifuß, Bärwurz , Echtes Labkraut, Gänsefingerkraut, Kamille, Schafgarbe |
| Menstruationsstörungen | Bärwurz, Beifuß, Frauenmantel, Gänsefingerkraut, Hirtentäschel, Kamille, Schafgarbe |
| Milchfluss/Stillzeit | Frauenmantel, Rotklee |
| Milchschorf | Feldstiefmütterchen |
| Milz | Gundermann |
| Mittelohrentzündung | Kamille |
| Mund, Zahnfleisch | Frauenmantel, Kamille, Mädesüß, Vogelmiere |
| Muskel/Gelenkschmerzen | Frauenmantel, Gundermann, Löwenzahn, Mädesüß, Schafgarbe, Vogelmiere |
| Muskel/Gelenkerkrankungen | Frauenmantel, Gundermann, Löwenzahn, Mädesüß, Rotklee, Schafgarbe, Vogelmiere |
| Muskeln/Kinder | Frauenmantel |
| | |
| Nasenbluten | Echtes Labkraut, Feldthymian (Quendel), Hirtentäschel |
| Nerven/Nervöse Erscheinungen | Beifuß, Echtes Labkraut, Feldthymian (Quendel), Gundermann, Rotklee, Schafgarbe |
| Niere | Bärwurz, Echtes Labkraut, Gänsefingerkraut, Gundermann, Hirtentäschel, Löwenzahn, Mädesüß |
| Neurodermitis/Schuppenflechte | Echtes Labkraut, Feldstiefmütterchen, Gundermann, Hirtentäschel, Schafgarbe, Wiesenstorchschnabel, Vogelmiere |
| | |
| Ohren/Kinder | Kamille |

| Anwendungen | Pflanzen |
|---|---|
| Potenzsteigerung | Bärwurz |
| Prostata | Brennnessel |
| Quetschungen | Spitzwegerich |
| Rheuma | Brennnessel, Frauenmantel, Gänseblümchen, Gundermann, Löwenzahn, Mädesüß, Rotklee, Schafgarbe, Vogelmiere |
| Scheidenentzündung | Kamille, Rotklee, Schafgarbe, Spitzwegerich |
| Schlecht heilende Wunden | Echtes Labkraut, Gänsefingerkraut, Gundermann, Kamille, Schafgarbe, Spitzwegerich, Vogelmiere |
| Schleimlösend | Feldstiefmütterchen, Feldthymian (Quendel), Sauerampfer |
| Schwellungen/Prellungen | Spitzwegerich |
| Schweißtreibend | Echtes Labkraut, Feldstiefmütterchen, Kamille, Mädesüß |
| Schnittwunden/Schürfwunden | Sauerampfer, Spitzwegerich |
| Schnupfen/Kinder | Kamille, Mädesüß |
| Schmerzen | Kamille, Gänsefingerkraut, Rotklee, Schafgarbe |
| Stirnhöhle | Kamille |
| Stoffwechselverbesserung | Feldstiefmütterchen, Gänseblümchen, Gundermann, Löwenzahn, Vogelmiere |
| Schlafstörungen | Frauenmantel, Schafgarbe, Wiesenstorchschnabel |
| Seelische Blockaden | Beifuß, Gänsefingerkraut |
| Sodbrennen | Bärwurz |
| Unterleibsorgane | Frauenmantel, Kamille, Schafgarbe, Spitzwegerich |
| Umschläge | Echtes Labkraut, Feldstiefmütterchen, Gundermann, Hirtentäschel, Kamille, Rotklee, Schafgarbe, Spitzwegerich, Vogelmiere, Wiesenstorchschnabel |
| Verdauungsprobleme | Beifuß, Bärwurz, Feldthymian (Quendel), Schafgarbe, Spitzwegerich, Löwenzahn, Rotklee |
| Verdauungsfördernd | Bärwurz, Beifuß, Löwenzahn |
| Verstauchungen | Gänseblümchen |
| Vollbäder | Echtes Labkraut, Frauenmantel, Gundermann, Löwenzahn, Schafgarbe, Vogelmiere, Wiesenstorchschnabel |
| Völlegefühl | Bärwurz, Beifuß |
| Wadenkrämpfe | Gänsefingerkraut |
| Waschungen | Echtes Labkraut, Feldstiefmütterchen, Gänsefingerkraut, Gundermann, Hirtentäschel, Kamille, Rotklee, Schafgarbe, Spitzwegerich, Vogelmiere, Wiesenstorchschnabel |
| Weißfluss | Frauenmantel, Kamille, Schafgarbe |
| Wechseljahre/Klimakterium | Frauenmantel, Hirtentäschel, Rotklee, Schafgarbe, Vogelmiere |
| Wunde Stellen | Echtes Labkraut, Kamille, Gänsefingerkraut, Gundermann, Schafgarbe, Spitzwegerich, Vogelmiere |

# Zur Autorin

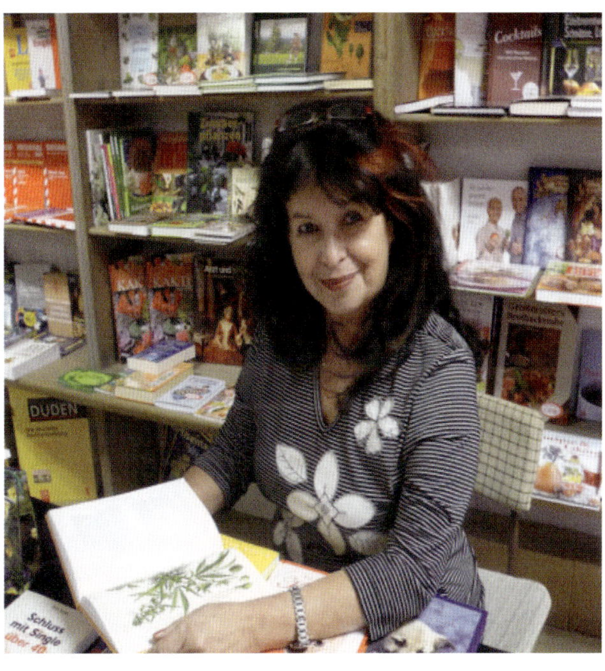


Elvira Grudzielski, geb. Liebmann wurde 1950 in Rudolstadt/Thüringen geboren. Der Umgang mit der Natur und ihren Pflanzenschätzen gehörte von Kindesbeinen an zu ihrem Alltag. Bis ins 17. Jahrhundert gab es in ihrer Familie der „Liebmänner" Apotheker, Laboranten und Medizinmänner (Olitätenhändler). Ihr Urgroßvater vertrieb noch um 1930 die begehrten Thüringer Heilmittel bis nach Österreich. Das überlieferte Familienwissen gibt die gelernte Buchhändlerin heute weiter; sie hält Vorträge in Kliniken und Schulen und veranstaltet Workshops zum Thema Kräuter und Olitätenwissen (www.kraeuterland.com). 1992 meldete sie eine eigene Marke beim Deutschen Patentamt München an. Im Jahre 1994 wurde auf Grundlage ihrer Ideen der „Olitätenverein im Thüringer Kräutergarten" gegründet. Heute sind Heilkräuter ihr zweites Standbein und wenn es ihre Freizeit erlaubt malt sie gerne Bilder in Öl. Die Autorin lebt und arbeitet in Thüringen.

# DEMMLER VERLAG

In der beliebten Naturpflanzenreihe für Küche und Hausapotheke sind bisher erschienen: Jeder Band mit zahlreichen Farbfotos.

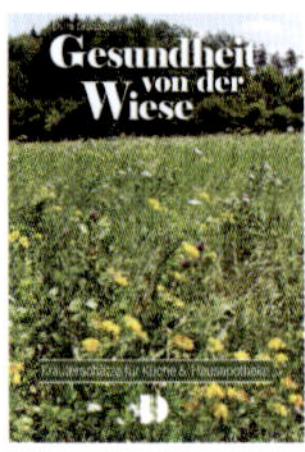


Elvira Grudzielski
ISBN 978-3-944102-59-7
9,95 €

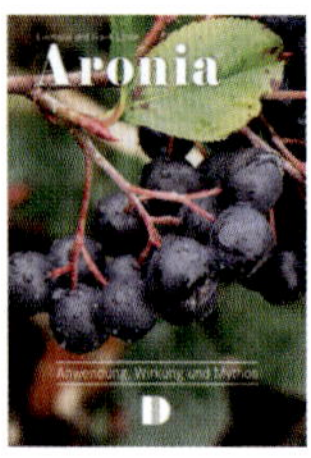


Evemarie u. Frank Löser
ISBN 978-3-944102-48-1
9,95 €

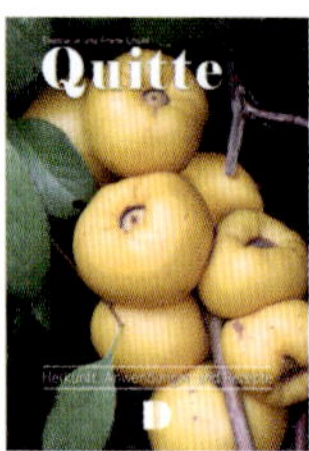


Evemarie u. Frank Löser
ISBN 978-3-944102-53-5
9,95 €

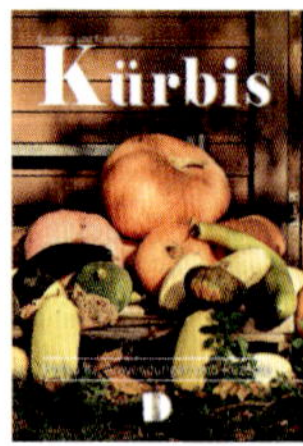


Evemarie u. Frank Löser
ISBN 978-3-944102-49-8
9,95 €

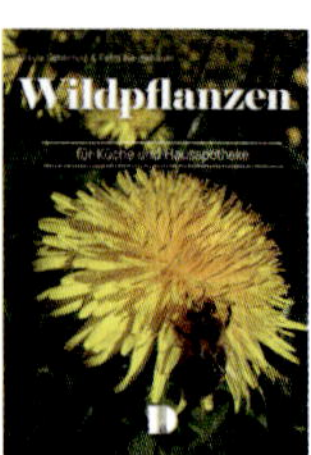


Ursula Schönfeld
Petra Neugebauer
ISBN 978-3-944102-63-4
9,95 €

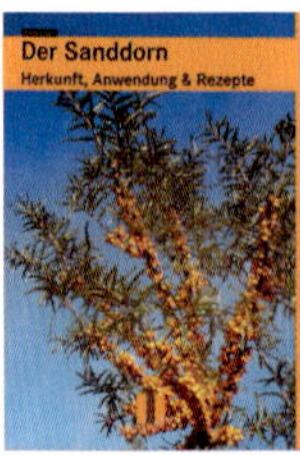


Evemarie u. Frank Löser
ISBN 978-3-944102-03-0
8,95 €

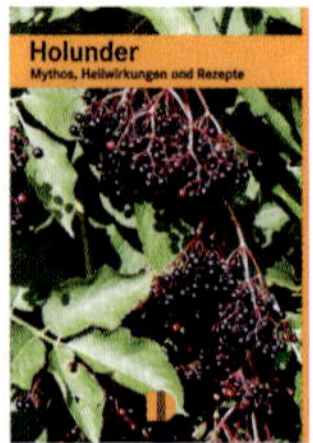


Krystin Liebert
ISBN 978-3-910150-79-9
8,95 €

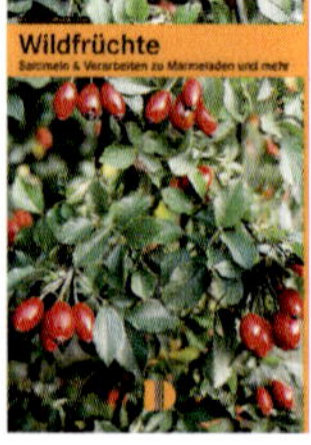


Evemarie u. Frank Löser
ISBN 978-3-910150-80-5
8,95 €

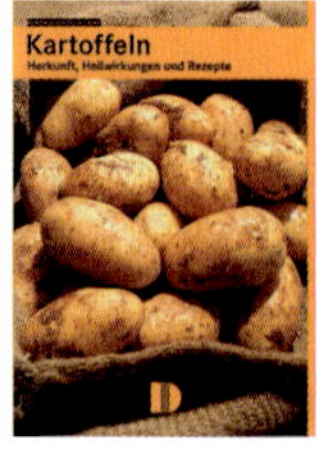


Evemarie u. Frank Löser
ISBN 978-3-910150-88-1
8,95 €

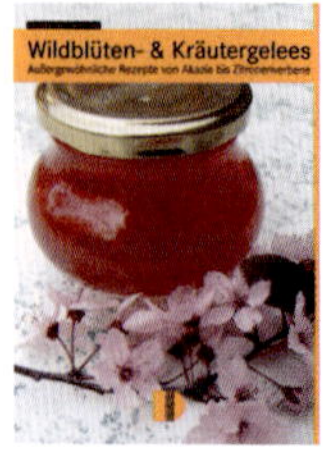


Evemarie u. Frank Löser
ISBN 978-3-944102-16-0
8,95 €

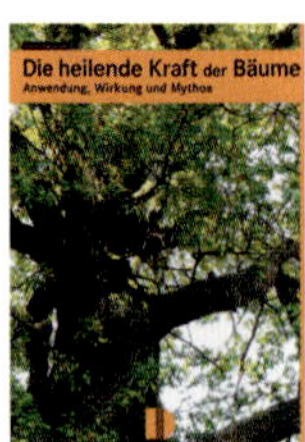


Elvira Grudzielski
ISBN 9978-3-944102-01-6
8,95 €

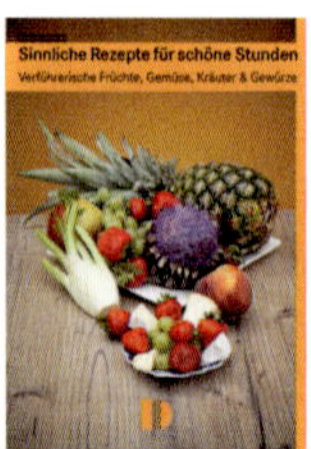


Elvira Grudzielski
ISBN 978-3-944102-04-7
8,95 €

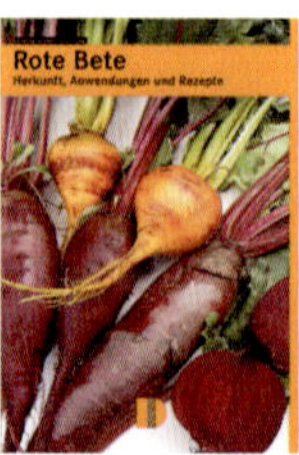


Evemarie u. Frank Löser
ISBN 978-3-944102-18-4
8,95 €

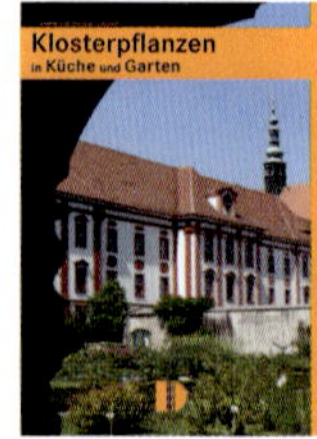


Anette u. Christian Lukesch
ISBN 978-3-944102-23-8
8,95 €

Erhältlich in jeder Buchhandlung oder bei
DEMMLER VERLAG GmbH
An der Bäderstraße 7c
18311 Ribnitz-Damgarten
Tel.: 03821 / 425514-0 • Fax: 03821 / 425514-2
demmler-verlag@vggh.de

Bestellannahme
Verlagsauslieferung *grünes herz*®
Tel.: 03677 / 46628-10 • Fax: 03677 / 46628-11
bestellung@vggh.de